1日1分！　血圧が下がる

血管ストレッチ

京医科大学名誉教授　高沢謙二
管理栄養士　玉目弥生

青春新書
PLAYBOOKS

はじめに　――健康の秘訣は「血管」にあった！

「血管ストレッチ」で血圧を下げて病気を防ごう

今、50歳以上の2人に1人が高血圧といわれ、その原因として考えられるのが、ストレスや多忙、過食による生活習慣の乱れなどです。

ストレスなく現代を生きるのは極めて難しく、また、そのストレスが過食などの生活習慣の乱れと関係しているとなると、高血圧にならないための対策は、現代人にとって必須といえるのではないでしょうか。

高血圧をひとことで説明するなら、血管を流れる血液の圧力が高くなる状態。

つねに血管に負担がかかって傷みやすくなり、また、高い圧に負けまいとして血管内皮が厚く、硬くなりますから、**高血圧の人は、血管そのものが非常に硬くなってしまいます。**

高血圧は、心臓・脳・腎臓・動脈・眼といった私たちの生命活動を維持する重要な臓器にダメージを与えてしまう万病のもとといえますし、心筋梗塞、脳梗塞などを引き起こす血管トラブルの原因ともなります。

また、高血圧の症状がある人は、ない人に比べて血管トラブルを起こすリスクが3倍というデータも報告されています。

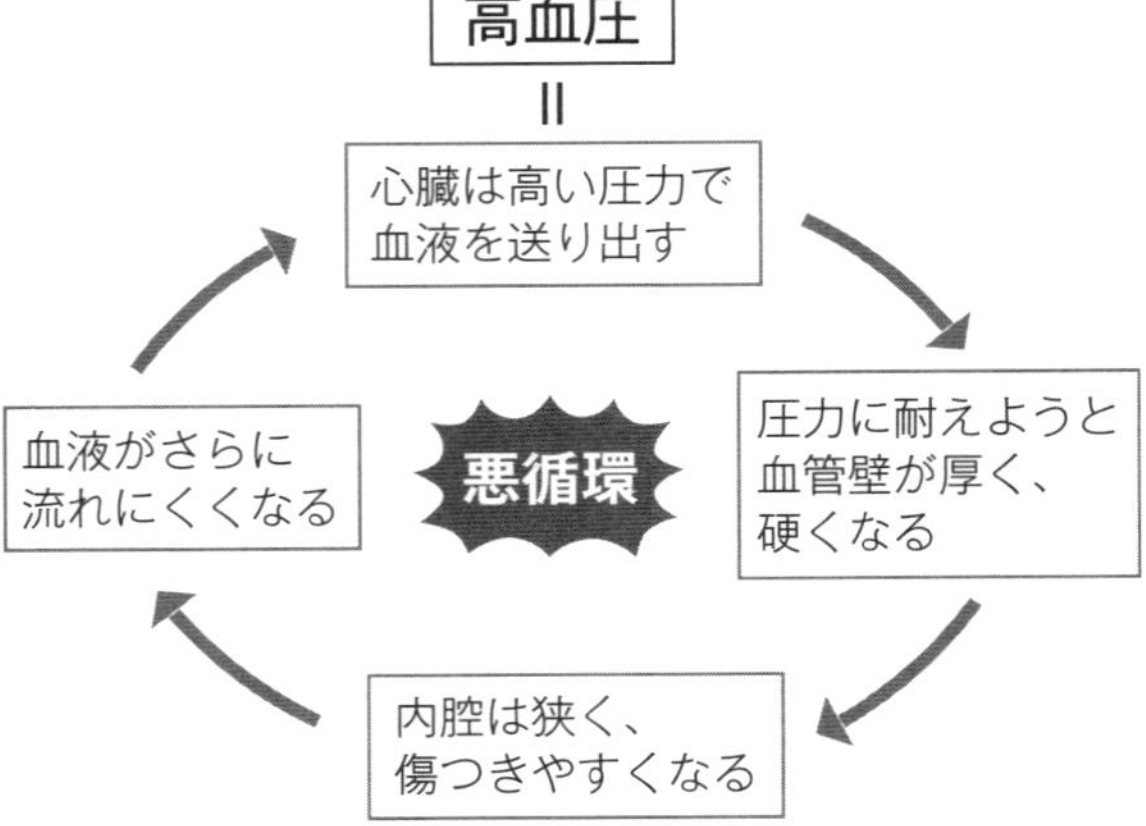

高血圧と動脈硬化の悪循環

日本人の4人に1人は血管トラブルで亡くなっている

高血圧に起因する血管トラブルによって起こる病気には、心筋梗塞などの心臓病、脳梗塞などの脳疾患があげられます。

日本人の死因は、がんを筆頭に心臓病、肺炎、脳疾患と続きます。心臓病も脳疾患も血管の異常が引き起こしますから、日本人の4人に1人は、血管のトラブルによる病気で亡くなっていることになります。

血管トラブルは、「サイレント・キラー（静かなる殺し屋）」とも呼ばれています。血管の外側は知覚神経が豊富で注射の針を刺しても強い痛みを感じますが、**血管の内側には知覚神経がないので、内膜の状態が悪くなっても何も自覚症状が出ないのです。**そして突然死を発症してしまいます。

昨日まで元気に働いていた人が、あっという間に病に倒れ、命を落とす。年齢とは無関係に、40代、50代、場合によっては30代といった働き盛りの世代にも突然起こりうるから、恐ろしいのです。

血管は年齢とともに徐々に老化するのではない

なぜ、若い人にも血管事故が起こるのか――。

それは、血管は年齢とともに徐々に老化するだけではないからです。

食べすぎや運動不足、ストレスの多い生活を続けていると、血管の内側、血管内皮に血液中の脂肪や悪玉コレステロールがこびりついて「プラーク（こぶ）」ができてしまいます。すると、血管のその部分が硬くなるとともに、プラークは破れやすいので、それが血栓の原因となることもあります。

また、血管の素材は同じであっても、ストレスによって血管が収縮すれば縮んで硬くなり、ひろがれば緩んでやわらかくなります。

血管にとって硬くなることは老化を意味します。

不規則な生活をしていれば、30代であっても血管は60代になり、徹夜など、無理な生活をすれば、たった1日で20歳も老化して、血管事故、すなわち、多くは突然死を引き起こしやすい血管となってしまうのです。

血管の状態は、生活次第で簡単に変化します。

ですから、本書では、この変化しやすいという点に注目し、特徴を上手に活かして、短時間で血管を〝若返らせる〟方法をお伝えしたいと思います。

身体をちょっと動かして血液を流してあげる

生活習慣の乱れから、血管はすぐに硬く、老化してしまいますが、その逆、つまり**血**

管を縮めず、血管にやさしい生活をすれば血管を若返らせることは可能です。

理由やメカニズムなど、詳しくは本章に記しますが、若々しい血管を保つための「健康血管生活5カ条」として次の生活習慣があげられます。

○睡眠を十分にとる
○クヨクヨと考えすぎない
○早歩きを心がける
○食事は野菜優先・野菜中心で
○喫煙を控える

この本を手に取ってくださった人は、きっと健康に対する意識の高い方が多いと思いますから、このようなことにはすでに気づいて、実践しているという方も多いでしょう。

しかし、徹底するとなるとなかなか難しいもの。

気にしすぎてストレスが溜まってしまっては、本末転倒です。

そこで、「健康血管生活5カ条」より、もっと簡単にできること――がんばらずに無理なく続けられて、気づいたら習慣化していたというような健康法を提案させていただくことにしました。

それが、血圧を下げて、血管をやわらかくする「血管ストレッチ」です。

さらに本書では、「血管ストレッチ」のほかにも、血圧を下げて血管トラブルを防ぐ食事法や心の習慣などもあわせて紹介しています。

朝起きたときや、夜寝る前など、思い立ったときに実践することで、やわらかく若々しい血管が保たれ、細胞のすみずみまで〝スッキリ快適状態〟が実感できることでしょう。

そして、ここで大事なのは、けっして「やらなくちゃ」というプレッシャーを感じないでいただきたいということです。

「1日7時間は寝なければならない」とか「甘いものを食べてはいけない」とか、意志の力でがんばろうとすることには我慢がつきもので、そういったことは、やはりなかなか続きません。

続けられなければ意味がありませんから、「やらなくちゃ」というプレッシャーはなしに、体を動かしてみてください。

簡単な動作ですから、誰でもすぐにできると思います。

その気持ちよさを体が覚えてくれたらしめたもの。気づくと「ついやってしまう」というのが理想です。

できるものから、無理なく、気負いなく始めていただけましたら、きっと血管若返りの効果を実感していただけることでしょう。

東京医科大学名誉教授・東京医科大学病院健診予防医学センター特任教授　高沢謙二

高血圧

↓

動脈硬化

↓

血管事故・生活習慣病

CHANGE!!

「血管ストレッチ」

↓

血流改善

↓

脱・高血圧

↓

超健康

１日１分！　血圧が下がる 血管ストレッチ　もくじ

もくじ

序章　まずはこれだけ！　1日1分！　血圧が下がる　血管ストレッチ

1章 高血圧の人は、血管がかなりお疲れです

――血管は極限状態になるまで、黙って働きます

2章 誌上クリニック

あなたの血管、診察します

――「高血圧」「高血糖」「高コレステロール値」健康診断の数値はこう活かす

3章 高血圧がスーッと下がる 血管ストレッチ

——1日10秒からのかんたんエクササイズ

4章 血管が若返る！ 食事の新常識

——血管が若い人は見た目も若い

5章　血管にやさしい心の習慣
——ストレスをためずに、しなやかに生きるコツ

＼まずはこれだけ！／

1日1分！
血圧が下がる
血管ストレッチ

健康な人でも、長時間身体を動かさないでいると、重力の関係から、末梢血管までいった血液の心臓への戻りが遅くなってしまいます。

血液には、流れが遅くなると固まりやすい性質がありますから、身体を動かさないことは、血液の状態を悪くするばかりか、血管や心臓にも負担をかけてしまいます。

各動作はそれぞれ１分でも、十分に効果があります。

心と体にやさしい簡単ストレッチ、ぜひトライしてみてください。

＼血圧が下がる！／

血管ストレッチ1

血管・若返り呼吸

心とカラダが整う

深呼吸をすると、休息の神経「副交感神経」が活発になり、緊張がゆるんで血管が開き、血液の循環がよくなります。

根を詰めて仕事をしているときにこそ、「フーッ」と一息深呼吸です。

深呼吸をすると、血栓ができるのを防ぐ効果がある「プロスタグランディン−2」という物質が肺からつくられます。プロスタグランディン−2は、血液の流れとともに全身に運ばれ、疲労によって粘度を増していた血液をサラサラの状態にして、末梢血管にまで行き渡らせてくれるのです。

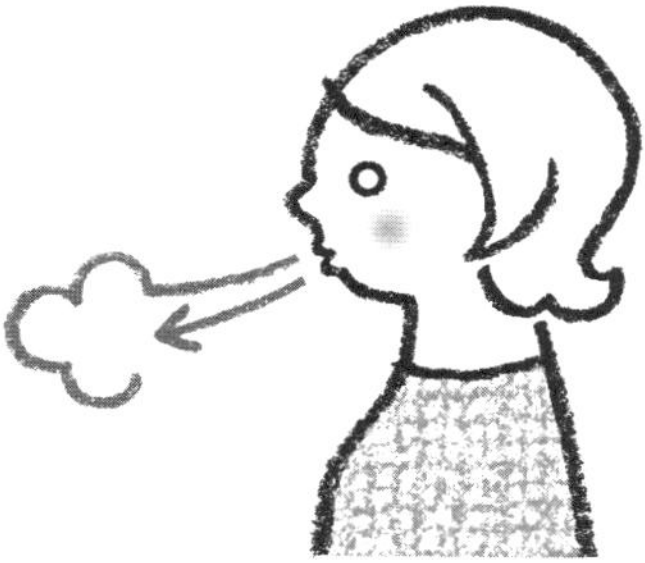

① 最初に、口からゆっくりと息を
吐き出します。

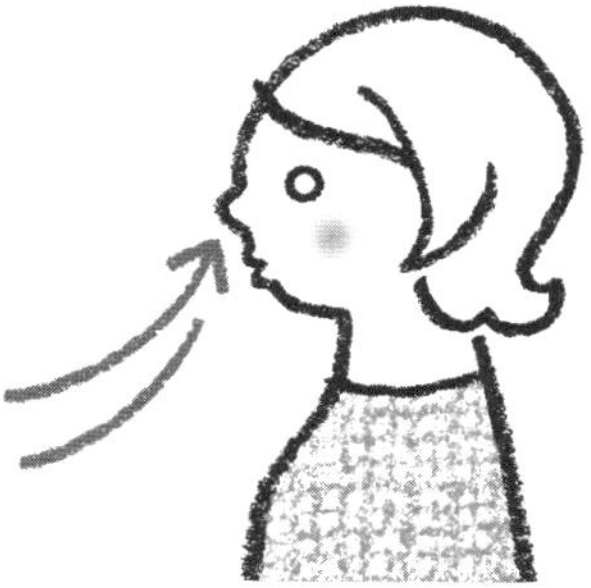

② 息を吐ききったら、口を閉じ、
鼻からゆっくりと吸いましょう。

ポイント

①②を心地よくリラックスが感じられるまで、
ゆっくりと繰り返しましょう。
座りながらでも、立ったままでもけっこうです。
ほかの「血管ストレッチ」を行うときや、
ウォーキングのときにも行うといいでしょう。

＼血圧が下がる！／

血管ストレッチ2

1日のはじまりに 血管・お目覚めキック

休息の神経「副交感神経」と活動の神経「交感神経」が切り替わる朝は、それを促して、身体をやさしく目覚めさせるストレッチがおすすめです。

筋肉や関節をゆっくりと伸び縮みさせることで、血液の循環がよくなり、身体が活動モードへと切り替わっていきます。

急な温度の変化があったり、焦ったりストレスがかかると、血管は「きゅーっ」と縮んでしまいます。時間ぎりぎりにバッと起きてバタバタと準備するのではなく、時間に余裕をもって起き、血管をやわらかくのびのびさせれば、気力も十分に満たされることでしょう。

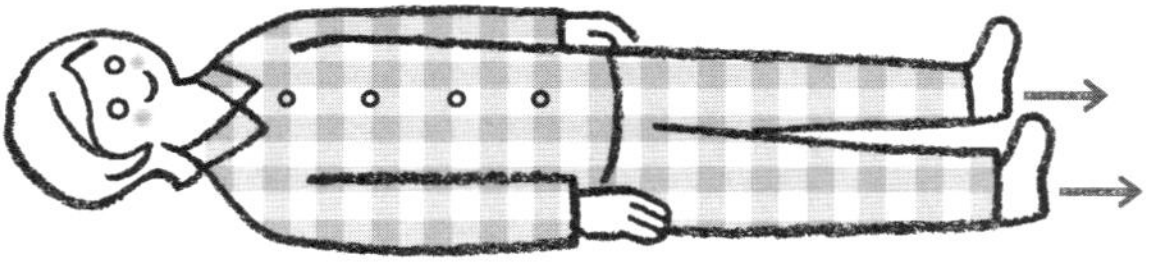

① 寝たまま、かかとをゆっくり蹴る。
※けっして勢いよく蹴らないでください。

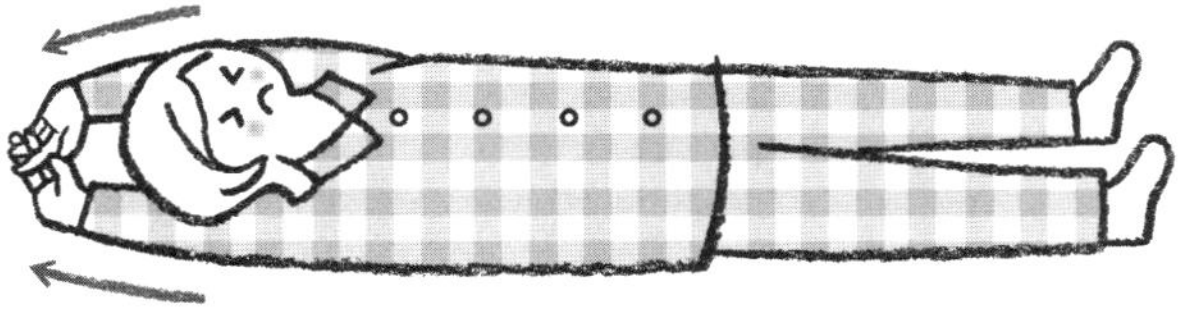

② 寝たまま、手を組んで大きく伸ばす。

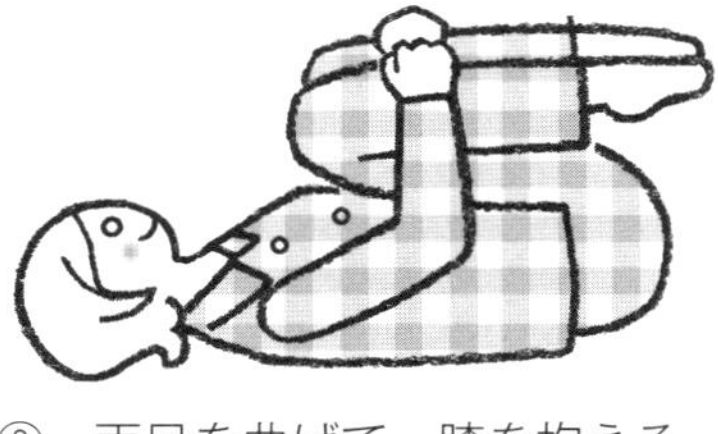

③ 両足を曲げて、膝を抱える。

ポイント

それぞれの動きは、必ずゆっくりと。
けっして苦しくないように。
朝起きて活動を始めるまえの準備運動として、
気持ちいいと感じるまで①～③を繰り返しましょう。

＼血圧が下がる！／

血管ストレッチ3

1日のおわりに

快眠・血流戻し

1日を過ごした身体の血液は、身体の下の方に溜まりがちです。

このストレッチは、血管の緊張を解くだけでなく、筋肉にたまった疲労物質を分散させて、筋肉を和らげる効果もあります。

ゆっくりと呼吸をしながら行えば、全身に血液が巡り、心地よい眠りにつくことがかなうでしょう。

快眠できれば、心身の回復はより確実なものとなります。

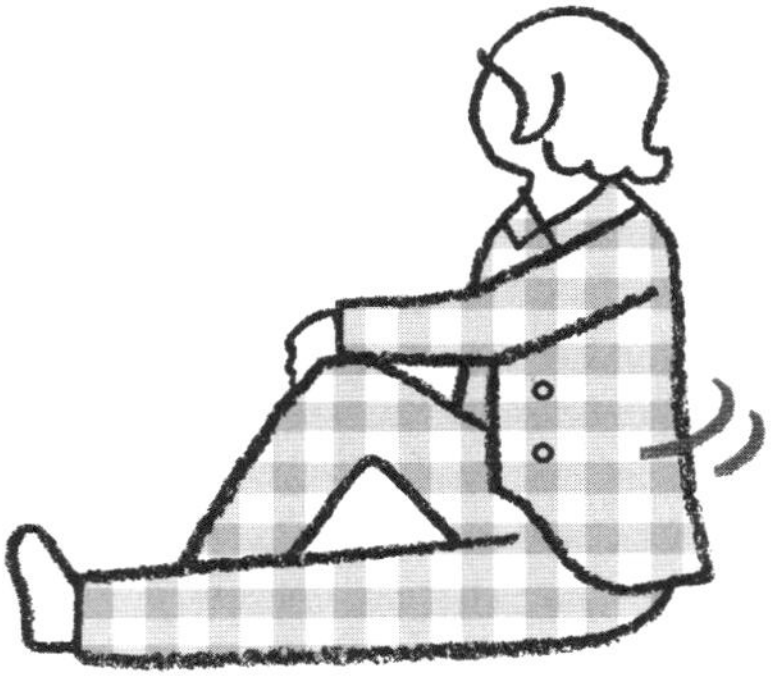

① 右ひざを立て、身体を右方向にひねる。
反対側も同様に。

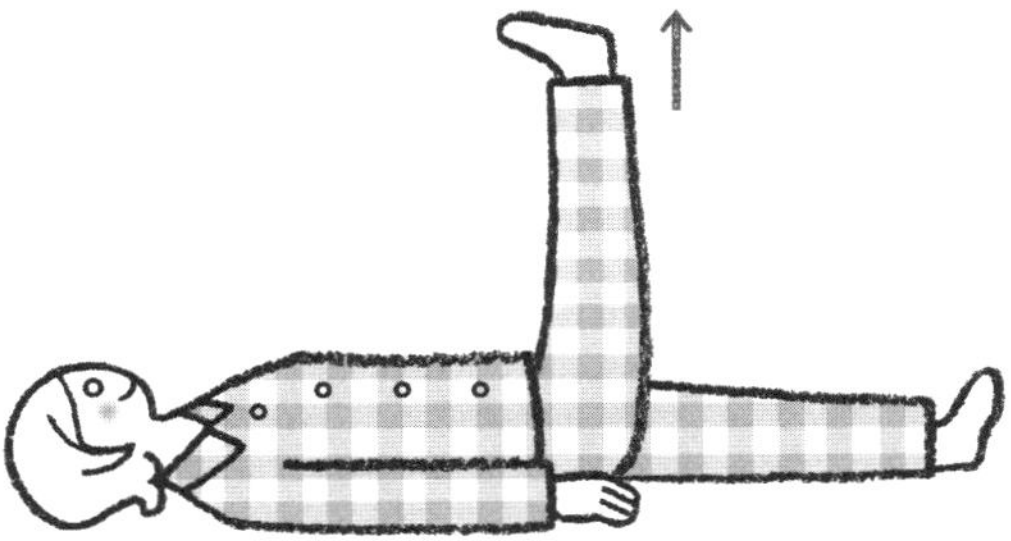

② 仰向けに寝て、天井を蹴るような感じで
片足ずつ上げる。

ポイント

寝る 30 分前にすると効果的です。
むりに曲げ伸ばして筋を痛めたりすることのないように。気持ちいいと感じる程度に繰り返しましょう。

＼血圧が下がる！／

血管ストレッチ4

血流スルスル

癒《いや》しのふくらはぎほぐし

血管へのもっとも有効なアプローチは、ふくらはぎを動かすことです。

運動によってふくらはぎの筋肉が伸び縮みすると、静脈の弁が開閉し、血液の流れがよくなります。足から心臓へ戻る血液の流れがスムーズになれば、全身の血液循環もよくなり、血圧も下がります。

1日1分、ふくらはぎの筋肉をほぐして血流をよくし、高血圧による血管事故を予防しましょう。

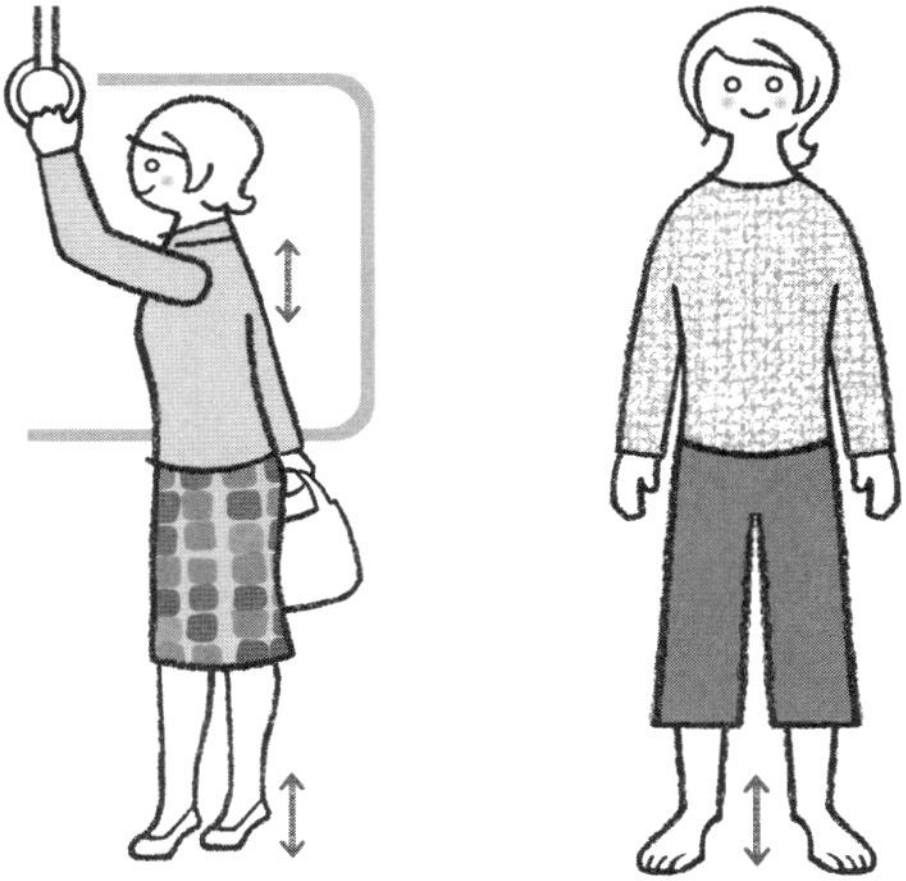

① 立った姿勢でつま先立ちをするように、
かかとを上げ下げします。

② 仕事の合間に座りながら、
かかとを上げ下げします。

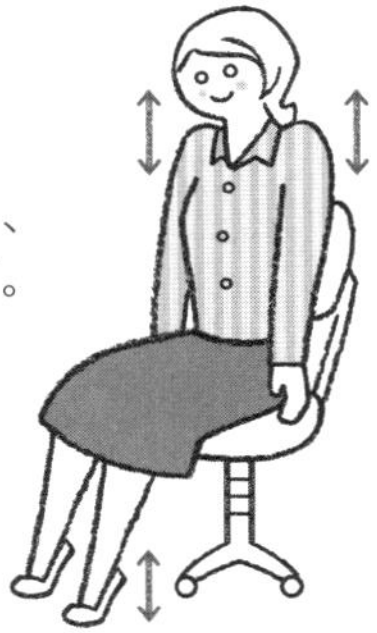

ポイント

通勤電車の中や、歯磨き、食器洗いのときなど、
気づいたときに行ってみてください。
同時に肩の上げ下げをプラスすると全身運動に
なります。

＼血圧が下がる！／

血管ストレッチ5

OH！ NO！のポーズ

血管についてしまった脂肪を燃焼させる

私たちの身体には、エネルギー源である脂肪や糖質をためる「貯蔵系」と、これとは反対に脂肪や糖質を使って身体を動かす「燃焼系」の二つの回路があります。

本書で紹介しているストレッチを続けていると、ホルモンや自律神経の働きによって、燃焼系優位の仕組みがつくられていきます。燃焼系が優位になると、内臓や血管についた脂肪が燃焼して取り除かれますから、血管をきれいに、若く保つことができます。

暴飲暴食しても、自分を責めないでください。

かんたんらくらく燃焼系ストレッチで、やわらか血管を取り戻しましょう。

■ふくらはぎと胸の筋肉に効く運動

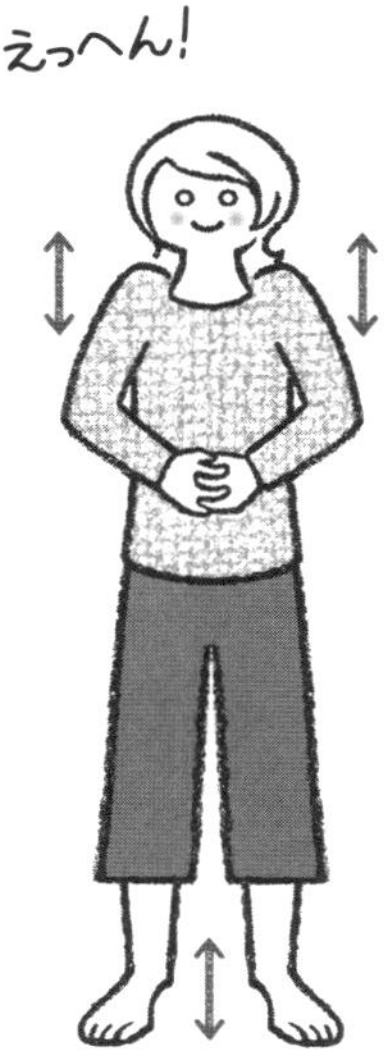

① 背筋を伸ばして立ち、両腕を臍《へそ》のところで組む。

② かかとの上げ下げと肩の上げ下げを、同時に行う。

■ふくらはぎと背中の筋肉に効く運動

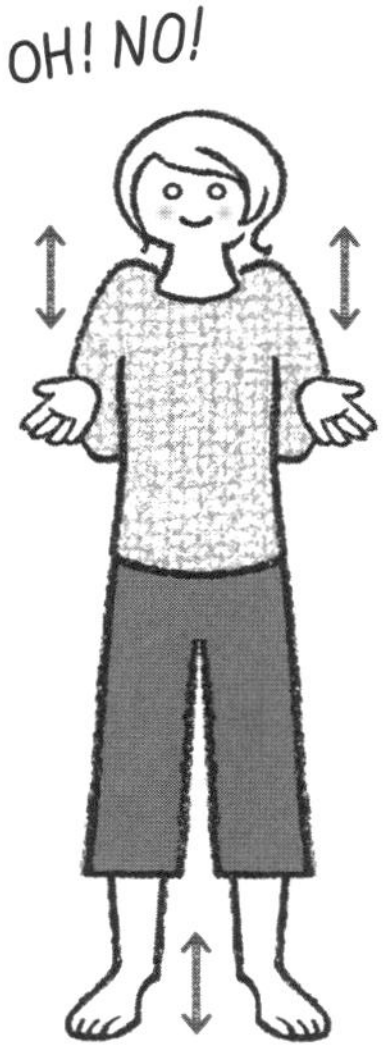

① 背筋を伸ばして立ち、胸の横で両手を広げる。

② かかとの上げ下げと肩の上げ下げを、同時に行う。

各々1セット10回で、1日2セット程度行う。

＼血圧が下がる／

「血管ストレッチ」ポイント

① 必ずゆっくりと行う

気持ちよく、痛くないところまで

② 全部できなくてもいい

やりたいものだけ、気楽にやってみる

③ がんばりすぎない

忘れてしまったら、明日やればいい

※埼玉県鶴ヶ島市ホームページ
http://www.city.tsurugashima.lg.jp/page/page004110.html
で「血管ストレッチ」（血管若返り体操）を動画で見ることができます。細かい動きまで、ぜひ確認してみてください。

1章

高血圧の人は、血管がかなりお疲れです

——血管は極限状態になるまで、黙って働きます

こんなに怖い「血管の老化」

「えっ、まさかあの人が亡くなるなんて……」

テレビや新聞報道によって知らされる著名人の早すぎる死、そして昨日まで元気だった近親者の死亡通知など、心筋梗塞や脳梗塞による〝突然死〟に驚かされた経験は誰しもがおもちのことでしょう。

日本人の死因は、がんを筆頭に心筋梗塞などの心臓病、肺炎、脳血管の病気と続きます。この傾向は近年変わらないようで、**日本人の4人に1人は、血管のトラブルによる病気で亡くなっています。**

心筋梗塞や脳梗塞、脳出血は、ごく簡単にいうと、血管がつまったり破れたりして起こる血管トラブルです。

このトラブルの特徴は〝突然起こる〟という点にあります。

それで、血管トラブルが死因となる場合、周囲の人々は、あまりの〝急変〟に驚かされるということになるのです。

昨日まで元気に働いていた人が、あっという間に病に倒れ、命を落とす。

しかもこうしたトラブルは年齢とは無関係に、40代、50代といった働き盛りの世代、場合によっては30代にも容赦なく襲いかかるから恐ろしいのです。


では、どうしてこのようなことが起こるのでしょうか。

それは、**ストレスや多忙、過食による生活習慣の乱れから、血管が老化してしまうことに起因します**。

血管の老化とは、つまり、血管が硬くなることです。

この血管の老化（硬化）の度合いをとらえるための指標が「血管年齢」です。

血管年齢は、血管の硬さにもとづく年齢です。ですから、血管年齢は、必ずしも実際の年齢とイコールではありません。規則正しい生活により、年齢より10歳以上若い血管を維持している人もいるでしょうし、40歳にして、すでに血管年齢は60歳という人もいます。

血管年齢は、手の指先に伝わった拍動を、加速度脈波計という検査機器で波形としてとらえ、その波形から血管の硬さを算出し、その硬さに相当する年齢を推測したもので、この硬さというのは、血管の素材の硬さそのもの（器質的血管壁硬化）と、その血管が縮んだり血圧が高くなったりして一時的に硬くなった状態（機能的血管壁硬化）の2つを合わせたものです。（この2つの側面については後に述べます。）

血管事故は、この2つの血管の硬さが合わさって生じますから、実年齢ではなく、**血管年齢の高い状態が、血管事故を引き起こしやすい**ということができます。

がんばり屋さんほど、危ない

血管年齢が高い状態、すなわち血管が硬く、厚く、狭くなり、突然死を引き起こしやすい「動脈硬化」が進んでいる状態になるケースは、一般的には、年を取るとともに増えます。

しかし、**動脈硬化を起こしていない健康な血管をもった人でも、過度のストレスを受けると、血管がギューッと縮んでしまったり、血圧が高かったりすると、血管は非常に硬くなっているということがあります。**

たとえば、ゴム風船にいっぱい空気を入れてふくらませたとき、指ではじけばコンコンと硬くなっていますよね。しかし、空気を半分抜いてしまえば、フニャフニャとやわらかい。これと同じような現象が、血管でも起こっているわけです。つまり、本来やわらかいものでも、置かれた環境次第では、硬い状態になってしまうこともあるのです。血管の素材そのものには動脈硬化が起こっているわけではないのに、一時的に血管が硬くなっているという現象が起こり得ます。

そしてこの硬くなった状態が続いてしまうことが、血管の事故を起こす元凶だということです。

ですから、20代、30代の人であっても、無理をして連日徹夜で仕事をしていたとしたら、血管が縮まって硬くなり、血管年齢の高い状態になってしまいます。

そしてその状態が続くことで、心筋梗塞などの突然死を招いてしまうのです。

これまでは、心筋梗塞や脳卒中というと、年配の人が気をつける病と思われてきましたが、**ストレスの多い現代社会では、若い人でも血管年齢が高くなってしまう要因はいくつもあります。**

以前、さまざまな年代の人を対象に血管年齢を測定したところ、20~30代前半の若い世代でも、実年齢より10歳以上も血管年齢が高い人が、かなり多くいました。
年齢的にまだまだがんばれると思って、無理をするから危険なのです。

年齢に関係なく、血管事故、〝突然死〟は起こる——。

これを理解して、生活中に今の自分の血管年齢、血管の状態はどうなのかを意識してみましょう。がんばりすぎている自分に、家族に、同僚に気づいてあげて、ホッと一息、血管をゆるませてあげることです。

血管の状態は急速に変化する

「私の血管は、いったい何歳なのだろう……」

健康に関心のある人の中には、自分の血管年齢を知りたいと思う人がいるかもしれません。

現在では、血圧の測定と同時に自動的に血管年齢が表示される機器も登場し、簡単に血管年齢を知ることができるようになりました。また、機械で測定しなくても、健康診断や血液検査の結果などから、ある程度、血管の硬さ、つまり血管の老化の度合いを推測することもできます。

検査の結果が、高血圧、高血糖、高コレステロール値などを示すようであれば、血管年齢は実年齢より高いと考えられます。高血圧症、糖尿病、脂質異常症（高脂血症）など、「生活習慣病」と診断された人は、実年齢より20歳は老化が進んでいる可能性があります。

ここで、血管年齢というものがどういうものなのか、そのメカニズムについてもう少し詳しく説明しておきましょう。

私たち人間は1年で1歳年をとり、それによって、30歳、40歳と年齢を重ねていきます。1年でプラス1歳というリズムが崩されることは決してなく、また40歳になった人間が20歳に若返るということは絶対にありません。

ところが、血管の硬さをもとにした血管年齢の世界では、老いる速度は必ずしも一定ではなく、また努力次第では、40歳から20歳への若返りが簡単に起きます。

血管の世界では、一瞬にして若返ったり、年をとったりすることがあるのです。

数分でできるストレッチや、ちょっと身体を動かすだけで、血管はあっという間に若返り、やわらかくなるのです。

自覚症状がないから気づけない

しかし、一瞬で若返らせることができるということは、逆に、一瞬にして老いて硬くなる危険性もあることを意味します。

負の要因として、極度のストレス、あるいは極度の疲労などがあげられます。

どんなに元気な人でも、徹夜や寝不足が続けば、血管は一気に20歳も30歳も年をとり、死を招くことさえあるのです。

血管年齢を若く保つには、血管壁にコレステロールや脂肪が付着しないように日々留意すると同時に、たとえ1日であっても〝無理をしすぎない〟ということが重要になってきます。

「まだ40代だから、多少無理をしても大丈夫」なんて、不眠不休で仕事に打ち込んだりすれば、血管は一瞬にして年をとります。出勤前、30代だった血管が、徹夜明けには60代にまで老化が進んでいたということも起こるのです。

それでも、仕事がスムーズに終われば達成感もあるでしょうし、帰宅して十分に休養をとれば血管はまたもとの若さを取り戻してくれることでしょう。多くの人が、自覚なくこうしたことを繰り返しています。

しかし、そうしたがんばりが報われないことも現実には大いに起こり得ます。最善を尽くしたにもかかわらず重大なミスをおかしてしまったり、不本意な結果に終わってしまったり。すると、疲労だけでなく強いストレスがプラスされますから、血管はいよいよ悲鳴をあげてしまうのです。

若返りのチャンスとしての休息を与えられることなく、硬化が進み、その結果、死という最悪の事態に陥る――。

これが心筋梗塞や脳梗塞による突然死のカラクリなのです。

「もっと早く身体の不調に気づかなかったのかしら……」

病に倒れた人に対し、ご家族からはこんな声が聞かれることがあります。

ですが、**血管の急速な変化をキャッチするのは難しいことです。**

なぜなら、血管の老化には、ほとんどといっていいほど自覚症状がないからです。

年齢を重ねるに伴って、私たちの身体には変化が起きます。

たとえば、筋肉は徐々に衰え、内臓も活気を失っていきます。増えていく白髪やシワなどに老いを感じることもあるでしょう。

ところが困ったことに、血管は、そうしたサインを出してはくれないのです。

ですから、私は講演会などで、よくこんな言葉を用います。

「血管は黙って極限状態になるまで、働きます。私たちのほうで、その声なき声を聞かなければならないのです」

どんなに若くて体力に自信のある人でも、不眠不休で働けば心筋梗塞を起こし、過労死に至ることがある。

実際にそんな訴訟問題も起きています。

これは、**血管がさまざまな要因の影響を受けやすく、血管の状態はつねに変動を続けている**ことを物語っています。

ですから、無理をして疲れやストレスを溜め込まない、疲れたらすぐに十分な休養をとるなど、負の要因に対しては、すみやかに対処するように心がけたいものです。

今すぐ高血圧をスーッと下げましょう

血管は、身体の老化に伴って素材として硬くなっていく一方で、これとは別に、急速に若返ったり年老いたりする瞬間があります。

前者を「器質的血管壁硬化」、後者を「機能的血管壁硬化」と呼んでいます。

器質的血管壁硬化、つまり年とともに素材が硬くなるのは自然のことですから、これについては必要以上に不安に思うことはありません。

対して、機能的血管壁硬化は、年齢に関係なく、あるとき、突然に起こります。極度の疲労や緊張によって一瞬にして年をとってしまうのです。

ここで、血管の老化のメカニズムをお話ししましょう。

血管の壁は血液の流れに近い順に、内膜、中膜、外膜という3層で構成されています。
加齢とともに血管は弾力を失い、少しずつ硬くなっていきますが、これに加え、食べすぎや運動不足といった生活が続くと、血液と接する内膜をおおう「血管内皮」に血液中の脂肪や悪玉コレステロールが付着してしまいます。

これを改善するために出動するのが、「マクロファージ」という、酸化した悪玉コレステロールなどを食べる細胞です。

マクロファージの役目は異物を退治することですから、内壁に付いた余分なものを、ひたすら食べ続けます。

もりもりと食べて太ったマクロファージは、困ったことに、そのまま血管の内壁に付着して、「プラーク」と呼ばれるブヨブヨとしたふくらみをつくってしまいます。

そして、プラークは破れやすいので、プラークの破裂が起こると、その部位を修復しようとして血小板が集まり、血の塊をつくってしまいます。

これが、血管をつまらせる「血栓」というわけです。

日頃から余分な脂肪や悪玉コレステロールを溜め込むような生活を続け、さらに過度のストレスにさらされたとき、プラークは破れやすくなります。

血管は全身に張りめぐらされていますから、どこにプラークができて、破れ、血栓ができるかは運次第としかいいようがなく、これがたまたま心臓や脳で起こると、生死にかかわる大トラブルとなってしまうのです。

プラークで血管の内側が狭くなると、血管は硬くなり（動脈硬化）、血液をうまく送り出せなくなります。そこで心臓はますます高い圧力（高血圧）で血液を送り出すようになります。また、硬くなることで血管はもろく、破れやすくもなります。

ですから、ぜひ今日から、できるところから、血管にやさしい生活習慣をとりいれて、高血圧をスーッと下げ、この危険な悪循環を断っていただきたいと思います。

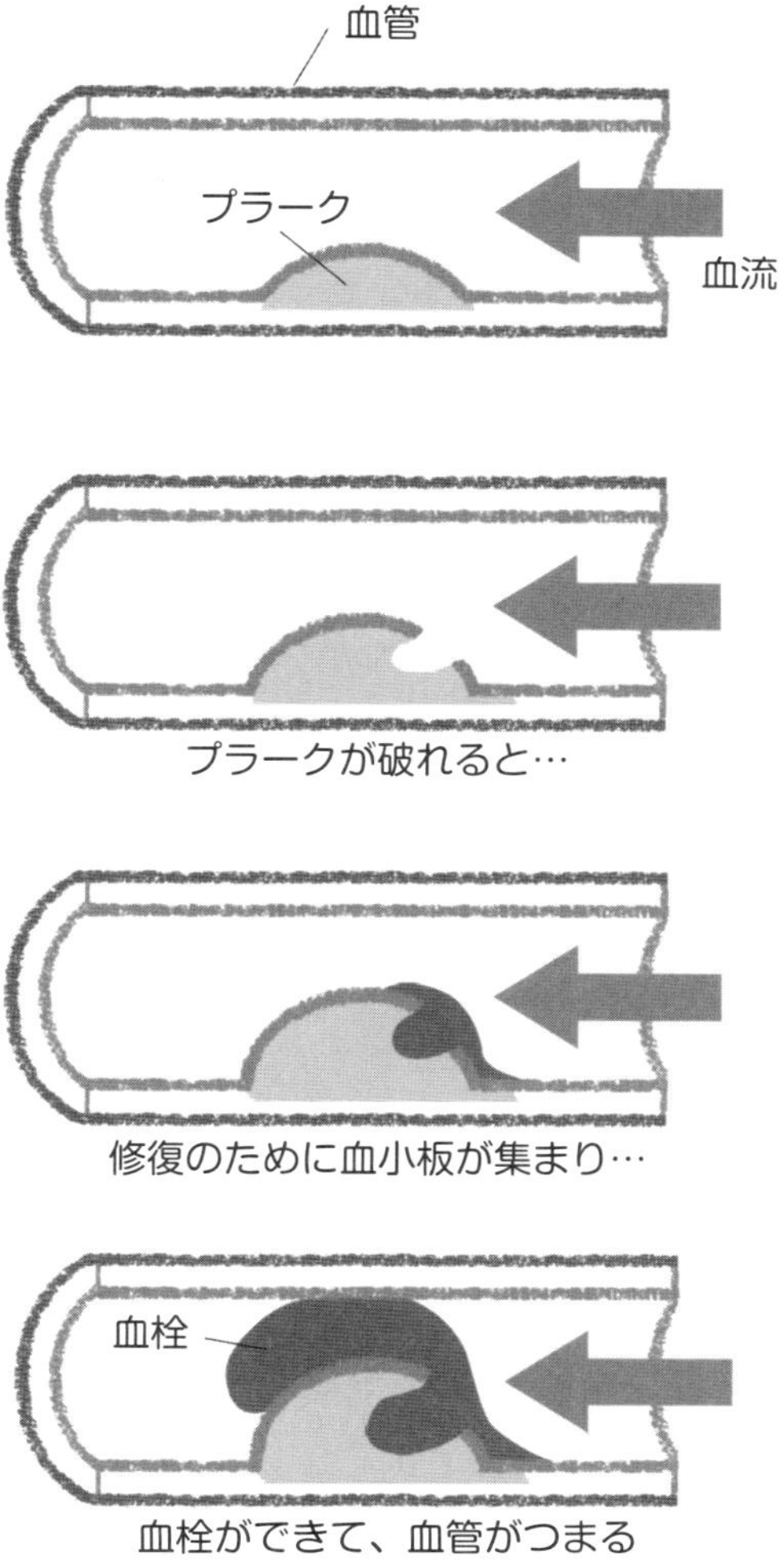
血管
プラーク
血流
プラークが破れると…
修復のために血小板が集まり…
血栓
血栓ができて、血管がつまる

老化は血管から止められる

血管を循環する血液には大きく分けて2つのルートがあります。

1つは「体循環」と呼ばれるもので、心臓の左心室からスタートして、全身の細胞に酸素と栄養を届け、細胞から二酸化炭素と老廃物を回収して心臓の右心房に戻ってくるルート。

もう1つは「肺循環」と呼ばれ、心臓の右心室を出発した二酸化炭素を多く含む血液が、肺で二酸化炭素を捨て、酸素を得て心臓の左心房に戻ってくるルートです。

血管は、太い大動脈では直径3～4センチメートルありますが、枝分かれして細くなり、毛細血管に至っては、わずか直径が7ミクロン（1000分の7ミリメートル）。

その血管の中を、なんと1分間に5リットルの血液が心臓から送り出され、絶えず流れているのです。

体中に張りめぐらされた血管をすべてつなぎ合わせると、およそ10万キロメートルで、地球を2周半もする長さになります。

それだけのものが始終体中で、あらゆる臓器をつなぎ、機能し続けているのですから、血管というのは私たちの生命維持活動に欠かせないもので、血管の健康状態が全身の健康を左右するというのも、むべなるかなといったところです。

心筋梗塞などの病について、私たちは心臓疾患として扱っていますが、実は心臓が悪くて起こったわけではないんですね。

心臓は、血管が狭くなって硬くなっても、つねに全身に血液を循環させようとポンプとして働き続けています。ところが血管内にトラブルが生じることで、血液がスムーズに流れなくなってしまう。結果的には、心臓がダメージを受けることになりますが、悪いのは心臓ではなく心臓に血液を届けていた血管なのです。

ですから、心臓疾患の多くは、血管のコンディションを整えることで防げます。

脳梗塞などの脳疾患も同じことで、悪いのは脳ではなく、血管です。

私は、今から約40年前、心臓の専門医としてスタートを切りました。

心臓専門といってもその領域は広く、診療の傍ら、心臓の働きやその仕組み、さらに心臓疾患の治療など、さまざまな研究に没頭しているうちに、あっという間に経過した40年でした。

多くの診療や研究の経験を踏まえた今、**血管を実年齢より若く保つこと、それを維持することがいかに重要か、確信をもってより多くの人にお伝えできればと思っている次第です。**

2章

誌上クリニック
あなたの血管、診察します

――「高血圧」「高血糖」「高コレステロール値」
健康診断の数値はこう活かす

「血液サラサラなら大丈夫」ではありません

少し前のことになりますが、「血液サラサラ」という言葉が健康を意識する人々の関心を集め、現在、この表現は私たちの生活の中に定着しました。

血液がドロドロにならないように、肉や脂分の多い食事を控え、常にサラサラと流れる血液を保つという意識はやはり大切です。

血液の55パーセントは血漿《けっしょう》と呼ばれる液体成分で、残り45パーセントは、赤血球、白血球、血小板などの血球です。この血球たちは、普段はほどよい距離を保っているのですが、過剰な脂肪や糖分によってくっつきやすくなります。

もともとくっつきやすい性質をもっている白血球は、この性質を利用し、細菌等に取り付いて退治するという重要な役割を担っているのですが、血液がドロドロになってくると、強い粘着性で白血球同士がくっつき、本来の機能を失ってしまいます。

誰でも過食や脂っこい食事をすると、一時的に血液がドロドロになります。

けれども、たとえれば、川の流れのようなもので、川にペンキや油などの不純物を流せば、一時的に川の水は濁りますが、時間がたてば、それらはすべて流されて、もとのサラサラとした清流に戻ります。

ですから、一時的に血液がドロドロになることに対しては、さほど、神経質になる必要はありません。水分補給や、糖や脂質の摂取を控えて、ドロドロ状態が長引かないように注意しましょう。


しかし、私がこの本でお伝えしたいこと、日本人の4人に1人が命を落としている血管トラブルを予防するためには、「血液サラサラ」だけでは不十分です。

水道管の内側にサビがこびりついていたら、水の流れも悪くなりますよね。

それにボロボロの水道管は破裂する恐れもあります。

それと同じで、血管の内壁がプラークでデコボコになっていたら、血液の流れも悪くなり、柔軟性を失った血管は破れてしまう可能性も高くなります。

血液がサラサラであったとしても、血管がデコボコで硬くなっていては、命にかかわる病気にかかってしまいかねないのです。

内側がプラークでデコボコしていないツルツルの状態で、やわらかくて破れにくい血管を保つことが、健康の要です。

血管を健康に保つためには、糖分、脂、塩分摂取に注意が必要ですし、また運動不足も禁物ですから、本書で紹介しているような簡単なストレッチも必須です。

血管自体が健康であっても、過度のストレスがかかれば血管が硬く収縮し、深刻な事態に陥ることもありますから、それを防ぐための心の健康維持も重要になります。

血管を健康に保つ考え方には、健康を維持するためのあらゆる要素が網羅されているのです。

突然死は「ピンピンコロリ」ではありません

残された人の気持ちはさておき、自分だけの問題であれば、長い闘病生活に苦しむよりも、突然死のほうがいいのかもしれない……。

そうお思いになる方もいらっしゃるでしょうか。

しかし、突然死となり得る心臓疾患の中には、痛みを伴うものもあります。

それは「心筋梗塞」です。

その痛みは、ダンプカーでつぶされたようだったとか、この世のものとは思えない激痛だったという人もいます。心筋梗塞は、発症から数時間以内で、約3割は死に至ると言われています。

意外に思われるでしょうが、**心筋梗塞を起こすのは、多くの場合、それほど詰ま**

っていない25パーセントほど詰まった、少し疲れがたまった不健康な状態にある血管です。

「25パーセントくらいなら大丈夫なのでは」と考えがちですが、実はこのくらいがいちばん危険。

血管において、急いで歩いたり、階段を昇ったりしたときに胸が苦しくなる狭心症の症状が出てくるのは、90パーセントも詰まってからで、25パーセントぐらいでは症状が出ず、その前兆に気づけません。

心筋梗塞を発症した患者さんの血管（冠動脈）を調べてみたところ、詰まりの度合いが25パーセント未満という人が約6割だったという厚生省（現・厚生労働省）の報告もあります（1998年）。

この点からも、日頃から、プラークをつくらず内壁がツルツルで流れのよい血管をめざすことがいかに大切か、理解していただけるのではないでしょうか。

血管が一瞬にして老いることは前述しましたが、このデータによっても私たちは、血管年齢の変動スピードの速さと怖さを認識させられたのでした。

血管を老けさせる「4大悪」

どのような人が血管トラブルを起こしやすいかというと、**「高血圧」「糖尿病」「脂質異常症」そして「喫煙」、この4因子のいずれかをもっている人です。**これらはプラークをつくりやすく、傷つきやすくしてしまうのです。

複数該当する場合はさらに血管トラブルの発症率が高まるので、特に日頃のケアが重要になってきます。

私はそれを「3倍の法則」をもとに説明しています。

仮に高血圧の症状がある場合は、ない人に比べて血管トラブルを起こすリスクは3倍です。これに高血糖が加わると3×3で、一挙に9倍に跳ね上がります。喫煙が加われば、3×3×3で27倍。4要素すべてそろえば、3×3×3×3で、血管トラブルを起こす可能性は健康な人の81倍にもなると思ってください。

私がこの4因子を強調するのには理由があります。

①高血圧

まず高血圧についてですが、血圧とは、簡単にいえば血液が血管を流れるときに血管にかかる圧力を指します。**高血圧の人の血管は、常に強い圧がかかっていますから、その衝撃により血管の老化が進んでしまいます。**

血圧の上昇を抑えるためには、塩分の摂りすぎにも注意すべきです。

必要以上に塩を摂取すると、塩分を緩和するために、血液の中の水分の量が増え、心臓は多くの血液を血管に送り出そうとしてフル稼働しますし、血管壁に入り込んだ塩は血管を硬くしてしまいます。

また、昼夜問わずに働き続けることも血管にはよくありません。

私たちの身体のバランスを保つものに、「交感神経」と「副交感神経」という2つの自律神経があります。

日中、活動しているときは交感神経が活発に働き、休息や睡眠をとると、副交感神経に切り替わるというシステムで、交感神経が働いているときに血圧は上昇しますが、副交感神経が働き出すと血圧は下降します。

休憩や睡眠をとることなく活動を続ければ、つねに交感神経が活発な状態となり、血圧も上昇したままになってしまいます。

②糖尿病

次に糖尿病ですが、これは、食事で得た糖分がエネルギーに変えられずに余り、血液中に溢れ出す病気です。

本来なら、膵臓《すいぞう》から分泌される「インシュリン」というホルモンが、糖分を全身の細胞にとり込ませ、エネルギーに変えるのですが、インシュリンの量が少なかったり、働きが悪かったりすると、糖分は余っていきます。

血液中にどれだけの糖分が含まれているか、それを示すのが血糖値です。

糖分を多量に含む血液が血管を流れ続けると、血管の老化が進みます。

ことに目や腎臓の毛細血管を傷めやすく、糖尿病の合併症として糖尿病性網膜症や腎症を発症するのはそのためです。

③ 脂質異常症

また、脂質異常症ですが、これは血液中に中性脂肪や悪玉コレステロールが増えたり、善玉コレステロールが減ってしまう病気です。

酸化した悪玉コレステロールなどをマクロファージが食べ、このマクロファージが血管内のプラークになることは前述しました。このプラークは、たとえ小さくても破れる場合があり、それによって血栓が急速にできて血管が詰まってしまうから恐ろしいのです。

高血圧症、糖尿病、脂質異常症は、生活習慣病といわれ、現在、多くの人々を悩ませています。発症には至らなくてもその予備軍を含めた人の数は、相当なものでしょう。

④ 喫煙

最後の原因はタバコです。

タバコはたった1本の喫煙で、血管の収縮状態が30分も続いてしまいます。

1日に2、3箱吸うというヘビースモーカーは、血管が収縮しっぱなしになりますから、血管に与えるダメージは図り知れません。

できれば、この4大原因が1つもないのが理想ですが、すでに糖尿病や高血圧症と診断されている人の場合は、そうもいきません。

ですが、改善は可能です。

治療が必要な方はきちんと治療を受けた上で、血管の変化しやすい性質を上手に利用して、ストレッチをはじめ、のちにご紹介する食事、心の習慣を、できるところから取り入れて血管トラブルを防いでいただきたいと思います。

血圧は低ければ低いほどよい？

「血圧が低すぎるというのも問題でしょうか？」

講演会などでよく受ける質問です。

血管トラブルの危険因子として、私が高血圧を強調しますから、それを聞いた人に「高すぎるのがよくないのはわかったが、低すぎるのはどうなのだろう」といった疑問がわくようです。

そもそも血圧とは、血管内を流れる血液が動脈を押す力のことをいいます。

心臓はポンプのように縮んだり広がったりしながら血液を全身へと送っていて、心臓の動きによって、2種類の呼び名に分かれます。

心臓が縮んだときが収縮期血圧、いわゆる「上の血圧」、広がってもとに戻った時が拡張期血圧で「下の血圧」と呼ばれるものです。

血圧値の判断基準は時代とともに変化してきましたが、現在は「収縮期血圧140㎜Hg未満、拡張期血圧90㎜Hg未満」を正常血圧とし、望ましいのは「収縮血圧120㎜Hg未満、拡張期血圧80㎜Hg未満」です。

また、平均血圧という言葉もよく使われますが、これは、脈圧（収縮期血圧と拡張期血圧の差）÷3＋拡張期血圧で算出され、高血圧治療などでは、100未満であることが基準となります。

血管を押す力は、強ければ強いほど血管に負担をかけますから、収縮期血圧、つまり、上の血圧が高すぎる状態が続くと、血管トラブルのもとになるわけです。

上の血圧が低い「低血圧」の場合は、血管にかかる力が弱いわけですから、その分、血管の負担も減りますし、心臓も血液を押し出すときの抵抗が減りますから楽に収縮できるのです。ですから、立ちくらみやめまいなどの低血圧の症状がない限りは上の血圧が低いことは問題になることはなく、むしろ低ければ低いほど血管にはよいということになります。

「上の血圧が低いということは、ポンプとしての心臓の働きが弱いのでは？」という質問も受けますが、それもまったくの誤解です。

上の血圧のあまりに低すぎる数値に、「低血圧症では？」と不安に思う人もいるかもしれませんが、たとえ数値が低くても、それだけでは、低血圧症とは診断しません。

数値が低く、耳鳴り、めまい、食欲不振、倦怠感などの症状がひどくて日常の生活に支障がある場合にのみ、低血圧症と診断するのです。

なんらかの病気が原因で低血圧症となる場合は治療が必要ですが、そうでない場合、上の血圧が低いことこそ、健康な血管の条件。

少しでも低い数値をめざして、生活改善を試みたいものです。

尿酸値が高い人は激痛のあの病気に？

血圧や血糖値ほど問題視されていないようですが、血管のことを考えるなら、「尿酸値」にも関心をもってほしいと思います。

尿酸とは、私たちの体でエネルギーが使われたあとに残る燃えカスにあたり、1日につくられる量は、成人で、約700ミリグラム。

けれども、健康な人の身体は、生み出した尿酸を腎臓で処理して尿とともに排出しますから、体内に基準値（約1200ミリグラム）以上の尿酸が溜まることはありません。

ところが、腎臓の働きが鈍ったり、尿酸が異常に多くつくられた場合は、それが血液の中に増えてしまいます。これが高尿酸値の状態で、血液中の尿酸の量が7㎎

／dℓを超えると、高尿酸血症と診断されます。

血液中に尿酸の量が多い状態が続くと、血液がドロドロになる原因となりますから、血管にも悪影響を及ぼします。

高尿酸血症には、これといった症状がないため、どうしても放置しがちになりますが、放置したままにしておくと、血液中の尿酸は結晶化して、足の親指の関節や手の関節など、身体の組織に溜まってしまいます。

結晶が溜まってくると、動き出すのが免疫です。

結晶は異物として認識され、身体は、免疫力を上げてそれを処理しようとするのです。**免疫力の奮闘によって起こるのが、あの風が吹いても痛いといわれるほどの激痛を伴う痛風の発作です。痛みが出る頃には、血管年齢も相当上がっているでしょう。**

この病気の場合は、遺伝的要素もあると考えられていますから、身近に痛風を患

■この値に要注意！ 血管年齢が実年齢を上回る基準値

血圧	140/90mmHg以上
LDLコレステロール値	140mg ／ dl以上
HDLコレステロール値	40mg ／ dl以下
ヘモグロビン A1c	6.5%以上
尿酸値	7mg ／ dl以上

ったことのある人がいて、しかも尿酸値が高めという人は、脂っこい料理を避けるなど、カロリーを摂りすぎないよう食事面での注意も心がけましょう。

水分補給と運動によって代謝を高めることも効果的です。

また、尿酸値は疲れやストレスとのかかわりも深いとされていますので、無理をせずにゆったり一呼吸おいた生活を送ることも大切です。

いつでもどこでも気づいたときに、のび～っとストレッチを行って、ホッと一息。

生活の中に血管を休ませる習慣をぜひつくってみてください。

男性より女性の血管のほうが若い？

現在、日本人の男性の平均寿命は80歳、女性の平均寿命は、85歳を超えています。
この平均寿命の差と血管年齢とは何か関係があるのでしょうか。

この点について、以前私は、「女性が長生きなのは、男性より女性のほうがやわらかい血管をもっているからだろう」と思っていました。それに、男性に比べると、女性は規則正しい生活をし、ストレスも上手に解消しているという印象です。

ですから、今から十数年前、「女性のほうが男性より血管年齢が高い」という内容の講演を聞いたときには、とても驚きました。

これを指摘したのは、脈波研究の権威であるフランスの学者、ローランド・アスマー氏。さらにアメリカでも、心臓病学の医師チームが行った研究によって同様の結果が出たのでした。そして私も、日本において脈波による研究を行い、同様の結果を得ました。

男性より女性の血管年齢が高い理由として考えられるのは、体型が女性のほうが小さく、血管が男性より細いために血管の内腔が狭いということです。

したがって、血管の反射波を使った測定では女性のほうが血管年齢が高くなりますが、これに対して、脈波速度を使った方法で出す血管年齢では、すべての年齢を通して女性のほうが低くなっています。

これは、血管の素材としては、やはり、女性のほうがやわらかい、ということを表しています。

高血圧・高コレステロール薬の服用について

上の血圧が１６０以上となれば、血管トラブルの危険性が高まりますから、生活改善による良化が認められない限り、医師として薬の服用をすすめます。

ところが、患者さんからは、こんな言葉が返ってくることが多いです。

「血圧の薬は飲み始めたら一生飲まなくちゃならないから、考えちゃうんですよ……」

しかし、薬を飲まないで血管トラブルを起こしでもしたら、それこそ一生が突然終わってしまうかもしれません。

「よく考えてください。問題は薬を飲むか、飲まないかではないのです。心筋梗塞などの血管の病は、発症すると命にかかわります。たとえ長期にわたって薬を飲み続けるようなことになっても、このような病気を予防して天寿を全うできれば、それにこしたことはないでしょう」

こう言うと、患者さんも納得して服用してくれます。

服用に際しては、医師も慎重に経過を見守っていますから安心してほしいと思います。それに、血圧が上がり、硬くなった血管に対して、降圧薬の効果は絶大です。服用後、間もなく血圧は下がり、疲弊して破れる寸前の血管もやわらかくなるのですから。

高血圧の患者さんにとっては、こうした薬も血管を若返らせる1つの要因と考えてよいのではないでしょうか。

また、コレステロール値については、「多少高めのほうが長生き」と言う医師もいて、患者側もコレステロール値を下げる薬を重視しない傾向にあるようですが、これも一概に正しいとはいえないので注意してください。

たとえば、こんな例がありました。私がまだ新米医師だった頃の話です。高コレステロール値を改善しようと通院していた患者さんの中に、どんなに努力してもコレステロール値が下がらないと訴える女性がいました。食事療法などを始めると、ふつう1カ月ほどで数値に変動が現れるのですが、その女性の場合はまったく変化が見られませんでした。

「本当に私、食事には気をつけているんですよ」

と、本人は熱心にその様子を語りますが、数値がすべてを物語っています。その患者さんが帰った後、私はこんなふうに呟いたものです。

「やっぱり、脂分の多いものを食べてしまうんだろうなぁ……」

今から考えると、この女性には気の毒なことをしたと思います。

彼女が食事に注意していたのは事実だったに違いありません。

しかし、どんなにコレステロール値を下げようと食事に気を配っても、数値の低下は期待できなかったでしょう。なぜなら、当時はまだ、よくわかっていなかったのですが、彼女はほかの人に比べて、遺伝的体質により悪玉コレステロールを多く生産してしまう可能性が考えられるからです。

「生活習慣病」という名称から、どうしても私たちは本人の生活の乱れがその原因で、改善されないのは、その人の意識の低さによるものだと思いがちです。

しかし、なかには、遺伝的に生活習慣病の体質をもつ人もいます。

彼女のように、**食事療法で改善されない場合は、先天的な遺伝子変異の場合もありますから、コレステロール値を下げる薬がどうしても必要になります。**

薬を用いなければ、分解されないコレステロールが血管の内壁に付着して、血管を硬く狭くしてしまいますし、一方で、極端な食事制限を続ければ、栄養不足で、余計に健康を害することにもなりかねませんから。

1つからでもOK!
血管がみるみる若返る5つの習慣

プラークのない健康な血管の状態を実現するには、どのようなことを実行すればよいのでしょうか。

具体的な運動や食事法については冒頭のほか、後の章でも紹介していますので、ここでは、つねに心がけてほしい基本事項を5つ、あげておこうと思います。

どれも簡単にできる内容ですが、それでも5カ条すべてを完璧に遂行しようと思ったら大変です。

最初はどれか1つを選んで、そこから始めるようにするといいでしょう。

無理をせず、自分のペースで実行してみてください。**たとえ1カ条であっても、とにかく続けることが、若々しくて丈夫な血管を保つ秘訣です。**

健康血管生活5カ条

①睡眠を十分にとる

睡眠こそ、心臓や血管にとって欠かすことのできない充電時間です。

睡眠や休養をとることは基本中の基本。

人間の身体は、緊張感をもって活動している日中は、血圧が上がり脈拍数も増えますが、休養中や睡眠中、血圧は低くなり、脈拍数も減ります。

こうした休息の時間を十分にとることで、心臓や血管がリフレッシュし、明日への活力を蓄えることにもなるのです。

また、**睡眠中は、血管が開いて血液の循環もよくなりますから、心臓や血管が休まるだけでなく、体内に溜まった疲れをとって、トラブルを起こしかけていた部分があれば、修復などもしてくれるのです。**

生活のパターンは人によってさまざまですが、いずれにしても十分な睡眠をとって、翌日に疲れを残さないことです。

② クヨクヨ考えすぎない

クヨクヨしすぎないことも、血管には有効です。

ときには仕事や人間関係などで落ち込むこともあるでしょうが、**そういうときは、深く考えずに横になることです。**

横になって、寝つかれなくても大丈夫。

眠れないと焦ってイライラする必要はありません。

たとえ眠れなくても焦って眠ろうとせず、自然にのんびりと穏やかな気持ちでいることです。

身体を横たえるだけで、血管や心臓の負担は軽減されます。

枕元に香りのよいポプリやアロマオイル、アロマキャンドルを置いたり、リラックスできる音楽を流したり、熟睡するための環境づくりを行ってみてもいいかもしれませんね。

③早歩きを心がける

運動については、できる人は、積極的に取り組んでください。

でも、そうでない人は無理をする必要はありません。

苦手な人は、まずは冒頭に紹介した「血管ストレッチ」の1つだけでも、1日1回取りいれてみてはいかがでしょうか。

ほかには、たとえば「週に2回くらいは、健康のために散歩をしよう」くらいの感覚で、その際に少し早足で歩くことを心がけるという程度なら、長続きするのではないでしょうか。

④食事は野菜優先・野菜中心で

そして、運動不足がちの現代人が、一番気にしているのが過食と肥満の問題です。

ストレスから過食してしまい肥満に悩む人は多いのではないでしょうか。

肥満は高血圧や高血糖、脂質異常症の原因にもなりますから、血管のためによくありません。

そこで、私も続けていて、多くの方々にすすめている方法は、**野菜を優先に食べるという食事法です**。

野菜はお腹がすいたとき、生でも大丈夫なものが多いですから、真っ先に食べられます。空腹が満たされて野菜に対して感謝の念が出て、よりおいしく感じられることでしょう。最初に食べれば、塩分の多いドレッシングなどの味付けもほんの少しで十分です。

また、野菜の植物繊維が後から入ってきた肉汁や油をからめて腸の粘膜からの吸収を抑えてくれます。血糖値の急激な上昇が抑えられ、食後高血糖を防いでくれます。

野菜には血管を若返らせる栄養素も豊富です。

健康のため、ぜひ最初に野菜を食べる習慣を取り入れてみてください。

□　コレステロール値が高い
□　家族に心筋梗塞や脳梗塞などを患った人がいる
□　職場ではつねに人から頼られる存在
□　責任感が人一倍強いと思う
□　タバコを吸う

判定
当てはまる項目が、
0〜5の場合　血管年齢は年相応といえるでしょう。
6〜10の場合　血管年齢は実年齢より10歳ほど高いかもしれません。
11以上の場合　血管年齢は20歳以上高い可能性があります。
　　　　　　とくに血管若返り生活を心がける必要がありそうですね。

診察

13項目のうち、病的症状と思われるものが5つあります。

そのうちの3つが、「高血圧気味」「血糖値が高い」「コレステロール値が高い」で、数値によっては治療が必要です。やや高めという場合は、前述の「健康血管生活5カ条」を基本として、本書で紹介しているストレッチ体操などを行ってみてください。

あとの2つは「階段を上がると胸に圧迫感がある」と「手足にしびれがある」で、狭心症や閉塞性動脈硬化症などの病気が疑われますので、1度検査を受ける必要がありそうです。

病気の発症という観点から付け加えておきますと、「家族に心筋梗塞や脳梗塞などを患った人がいる」という場合は、こうした病気になりやすい体質を受け継いでいるとも考えられますので、健康診断などを欠かさないようにしましょう。

「インスタント食品や脂っこい食品をよく食べる」「野菜はほとんど食べない」という人は、血管内にプラークが溜まっている可能性大。インスタント食品には高カロリーなものが多く、たとえカロリー面でクリアしても、塩分が問題となります。

1例をあげれば、カップラーメンに含まれる塩分量は約6グラム。現在、私たちが1日の塩分摂取の目安としているのが1日男性8グラム、女性7グラム未満ですから、カップラーメンを1個食べれば、それだけで1日分の塩に近い量を摂取してしまうことになります。

また、野菜には血管をきれいにする効果がありますので、少しずつでも摂取するように心がけてほしいものです。

「電話が鳴ったら、すぐに出ないと気がすまない」「職場ではつねに人から頼られる存在」「責任感が人一倍強いと思う」という人は、せっかちな性格、我慢強い性格が血管トラブルの原因になりかねません。

完璧主義というのも血管にはよくありません。無理をしすぎず、ときには自分に寛大になることを忘れないでください。

「タバコを吸う」人は、タバコは血管を傷めるだけで、何ひとつ利点のないことをまず認識しましょう。なかには「タバコを吸わないと集中力が出ない」と言う人もいますが、これは思い込みにすぎません。禁煙用のニコチンパッチなどを試してみるのもいいでしょう。

3章

高血圧がスーッと下がる血管ストレッチ

——1日10秒からのかんたんエクササイズ

がんばらないから、続けられる！

運動が身体によいのはわかっているが、毎日やるのは面倒だし、苦しい思いもしたくない――。こんなふうに思っている人は多いでしょう。

「運動」というと、どうしても「苦しい」「面倒」「継続しない」というイメージがついて回るようです。

たしかに筋肉を鍛えたり、競技会で好成績を残したいという場合、トレーニングはときに苦しく、途中で投げ出したいと思うこともあるでしょう。

ところが、**血管を健康にするための運動は、「苦しい」とか「面倒だ」と感じるものであってはなりません**。それでは効果がないということを、まずインプットしてください。バーベルを使った筋肉トレーニングといった息を詰めて行う「苦しい」運動は、血圧を上昇させるので心臓に負担をかけてしまいます。

また、メンタル面からの問題もあります。

「苦しい」「面倒だ」と思うとストレスで血管が収縮し、血液の流れが悪くなってしまうのです。

運動には、酸素を取り込みながら行う「有酸素運動」と、息を止めて瞬発力で行う「無酸素運動」とがありますが、**血圧や血管のためには、有酸素運動のほうを選ぶようにしてください**。なかでも、場所を選ばず、特別な道具を必要としない軽いストレッチやウォーキングなどがおすすめです。

水泳や水中エクササイズなども効果的なのですが、こういった運動は、プールまで出かけていかなくてはできません。

「ジムには行きたいが、その時間がとれない」という人の中には、「健康のために行かなくては」という義務感が、かえってストレスになってしまうタイプもいます。

ですから、家庭でも職場でもできるストレッチやウォーキングなどを実行するのがベストです。

有酸素運動には脂肪を分解し、善玉コレステロールを増やして悪玉コレステロールを減らす効果があるので、血管の掃除が促進されます。したがって、脂質異常症の人にはうってつけの運動といえるでしょう。また、インシュリンの効き目を高めてくれるので、高血糖の改善にも役立ちます。

さらに、有酸素運動によって働き出すのがブラジキニンという酵素。**この酵素は血管の一酸化窒素（NO）を刺激し、一酸化窒素の働きを活発にします。そして、一酸化窒素には、血管を広げる働きがあります。血管が広がれば血液の循環がよくなるので、血圧降下も期待できるというわけなのです。**

有酸素運動こそ血管の若返りに最適です。

しかも、息を詰めたり、ハアハアと呼吸が乱れるほど運動しては効果がないとなれば、運動に対するイメージが大分変わってくるのではないでしょうか。

笑顔で楽しみながらできる運動なら、どうでしょう、運動が苦手という人でも、「ツルツル血管を目指してやってみようかな」という気になりませんでしょうか？

この章では、短時間でできるかんたんエクササイズを数多く紹介していますので、好きなタイプを選んで、ぜひチャレンジしてみてください。

たとえ、１つでも、継続することで、あなたの血管は若返るはずです。

万歩計なしの、鼻歌ウォーキング

有酸素運動によって血管が若返るということは、独立行政法人国立健康・栄養研究所の宮地元彦先生の研究報告からも明らかです。

宮地先生は、岡山県在住の１６５人の方の協力を得て、３カ月間、彼らが運動に取り組んだ結果を発表されました。１６５名の参加者は、週１回のペースで60〜90分間の「運動教室」において、ストレッチ体操や水中歩行などの講習・指導を受けました。それ以外の運動としては、各自万歩計を用いて歩き、その歩数の記録をとったということです。

ハードな運動を続けたわけでもないのに、３カ月後、参加者全員が運動の効果を実感しました。体重が減った人、ウエストが細くなった人、高めだった血圧が下がった人もいて、この実験により、宮地先生は、ウォーキングやストレッチなどの有酸素運動が血管年齢を下げると実感したのでした。

そこで、宮地先生おすすめの「鼻歌ウォーキング」を紹介しておくことにしましょう。

なぜ鼻歌なのかというと、鼻歌を歌えるぐらいの速度で歩くのが、ちょうどよいということです。

実際に好きな歌を口ずさむのもよいでしょう。

その速度をキープしつつ歩くと、額にはうっすらと汗が滲み、息もやや弾みます。

血流がよくなって、脂などの血管に溜まったゴミが流されていくという感じです。

もちろん、体力に自身のある人で、ウォーキングでは物足りないという人は、軽めのジョギングをするのもよいでしょう。

ただし、血管のためには、あくまでも〝軽め〟が基本です。

休日にジョギングをしている人の中には、タイムを計りながら、「ハアハア」「ゼイゼイ」と汗を流している人が少なくありません。

マラソン大会などの競技会を目標としている人にとって、タイムは重要でしょうが、「健康のため」「血管のため」という目標を掲げるならタイムは不要。

速く走れる日もあれば、今ひとつ調子が出ないという日もあるでしょう。タイムなど気にせず、開放的な気分でジョギングを楽しんでほしいと思います。

ウォーキングの際、多くの人が身に付けている万歩計についても、賛成しかねる点があります。

「今日はどのくらい歩いたかな？」と万歩計で確認する程度であれば問題はないのですが、1日の目標を設定し、「ノルマを達成するには、あと3000歩は歩かなければ」「昨日歩けなかった分、今日は頑張らなくちゃ」などと、自分を追い詰めるようでは問題です。

生真面目なタイプの人に多いのですが、これが強迫観念のようになってしまい、血管が収縮。血管年齢を高めてしまうことにもなりかねません。

早く歩くだけで全身の血管が開く

血管をツルツルにするにはどの程度のウォーキングが必要だと思いますか？

ダイエットを目標にウォーキングを続けている人は、毎日毎日、雨の日も風の日も休まず続けているようですが、**血管のためには、週2回、1日20分程度で効果が期待できます。**


なぜ、週2回かというと、これには前述のブラジキニンという酵素が関係してきます。

有酸素運動によって血流がよくなると、ブラジキニンが分泌されます。

ブラジキニンは、血管の一酸化窒素の働きをよくする酵素で、一酸化窒素が血管の中膜に送られると、中膜の筋肉をゆるめる働きをするので、血管が開いて血液の流れもスムーズになるのです。


この血管拡張の効果は、3〜4日は継続していると考えられています。

もちろん、週2回というのは最低基準ですから、余裕のある人は、週に何回でも実践してかまいません。

ただし、絶対に無理はしないこと。

雨の日や炎天下、また体調がよくなかったり、気乗りのしないときに無理矢理出かけるのは、避けたほうがよいでしょう。


血管のためのウォーキングのポイントは、とにかくマイペースでいいので、続けることです。


瞬時に若返ったり老化したり、血管がちょっとした刺激に敏感であることは1章で触れました。ですから、たった1度のウォーキングであっても、血管を若返らせる可能性は大きいですが、1度きりでやめれば、またもとの状態にすぐ戻ってしまいます。

ですから、楽しんでできるように動機づけに工夫して、できるだけ持続するように努めたいものです。

目安としては、まず3カ月。

体調のよさは、きっと体感もできますが、検査数値などにはっきり表れると、達成感があるものですので、健康診断を受けるのもよいでしょう。

検査数値をもとに生活習慣の改善を見る際、私が目安としているのは、3カ月後のデータです。

改善の傾向は2カ月後でも確認できますが、より正確な判断材料を得るためにあとひと月、つまり3カ月後の数値を診ます。3カ月続けば取り組みも本物と判断され、その後も持続できると考えられるからです。

「石の上にも3年」といいますが、ゆるりゆるりと「意志の上にも3カ月」です。

朝のウォーキングは要注意！

ウォーキングを行う時間帯は、基本的にはいつでもＯＫです。自分のライフパターンを考慮し、無理のない時間帯に設定するのがベストです。

ただし、そのために無理をして早起きをするというのは問題です。若く健康な人ならともかく、高齢者で、しかも高血圧症などの病気を抱えている人は、早朝からのウォーキングはあまりおすすめできません。

というのも、**日本人における心筋梗塞や狭心症の発症時間を調べてみますと、早朝6時から正午頃までに集中しているからです。**

朝起きると、自律神経は、休息の神経とされる「副交感神経」から、活動の神経である「交感神経」へと切り替わりますが、この切り替えは、一瞬のうちに行われるわけではありません。

副交感神経と交感神経、この2つの神経は、強くなったり弱くなったりしながら、徐々に交感神経が優勢に働くようになっていくのです。この切り替え時、身体は不安定な状態にありますから、そこで心筋梗塞などの血管事故が起こりやすいのです。

また、アメリカの疫学調査によれば、脳梗塞や脳出血が起こりやすい時間帯も午前中で、朝8時から正午頃までが危険と報告されています。

高血圧など、血管トラブルの危険性が高いという自覚のある人は、昼すぎから夜までの間で、ウォーキングタイムを設定するとよいでしょう。

また、極端な温度差は心臓に負担をかけるので、冬場のウォーキングにはとくに注意が必要です。室外に出る前に、マフラーや帽子、コートなどを着用し、暖かくして出かけるようにしてください。

がんばらない運動が寿命を延ばす

1週間にわずか2回のウォーキングですが、これまで多くの人にすすめ、実践することで血管の若返りを体験した患者さんはたくさんいます。

そんな中から、いくつか実例を紹介しておくことにしましょう。

①高血圧の改善

まず高血圧を解消した40代の男性、Aさんの例ですが、受診にみえたときの血圧は、170／110㎜Hgと大変高い数値を示していました。別段、症状はなく、会社の健康診断で受診をすすめられたとのことです。Aさんは、お父さんが54歳で心筋梗塞のために亡くなられていることもあり、自分の高血圧も遺伝的なものだろうと思っているようでしたが、それにしても高すぎる血圧に悩んでいました。

職種は営業で、残業も多く、得意先の都合に合わせて動かなくてはならないため、食事時間も不規則とのこと。おまけに残業が続く際は、ほとんどが外食で栄養面でも偏っているようでした。血液検査とともに、Aさんの血管年齢を測定してみたところ、65歳と実年齢より20歳以上も高い数値を示しました。

そこで、私がAさんにしたアドバイスは次の3点です。

（1）1日3回の食事時間を決めること

残業の際、オフィスで夕食をすませたにもかかわらず、帰宅後も食事をするということでしたので、それをやめるようにお願いしました。

（2）塩分を摂りすぎないように注意すること

（3）1日20分、週2回のウォーキングやストレッチを心がけること

4カ月後、Aさんの血圧は120／85㎜Hgになりました。

正常値となったAさんの血管年齢を測ってみると15歳も若返っていました。

②高血糖の改善

ウォーキングは、高血糖の改善にも役立っています。

Bさんの例で説明しましょう。自営業のBさんは60代の男性。血圧は正常値を示していましたが、血糖値が高く、6・5以上は異常とされるヘモグロビンA1cの値は8・5を示していました。運動不足であることは本人も承知しています。

Bさんの場合も血管年齢は80歳で、実年齢よりも20歳近く老化していました。

そこで、Bさんにも週2回、20分のウォーキングやストレッチをすすめ、そのほか、食べすぎ、飲みすぎに注意することをアドバイスしました。

Bさんは、非常にまじめに私のアドバイスを実行されたようで、1年後、ヘモグロビンA1cは正常値に、また血管年齢も、15歳若返って、ほぼ実年齢となりました。

③高コレステロール値の改善

コレステロール値が改善された例もあります。

Cさんは20代の女性。職場の健康診断でコレステロール値の高さを指摘されました。

血圧や血糖値は正常値だったのですが、コレステロール値は300㎎／dℓと正常域をはるかに超え、血管年齢は50歳を示していました。彼女はお父さんを脳梗塞で亡くしているので、まだ若いとはいえ、高すぎるコレステロール値を不安に思っているようでした。患者さんが50歳以上でコレステロール値が280㎎／dℓを超える場合には、すぐに薬を処方して血管トラブルを防ぐようにしていますが、Cさんの場合はまだ若いので、生活習慣の改善で経過を見守ることにしました。

私がCさんにアドバイスしたのは、週2回、20分のウォーキングやストレッチと食事の量を腹八分目にすることだけでしたが、半年後ぐらいから効果が現れ始めました。

総コレステロール値は260㎎／dℓになり、血管年齢も15歳若返りました。

しかしながら、コレステロール値はそれ以上には下がらなかったので、薬を服用してもらい、正常域に入りました。

AさんやBさん、Cさんのような症例は、決して特別なケースではありません。**早い場合は2、3カ月、どんな人でも1年続ければその効果は数値となって現れます。**

マイペースにぜひ続けてみてほしいと思います。

いつでもどこでも血管ストレッチ

週2回のウォーキングに加えていただいてもいいですし、まずはこれだけから始めてみてくださっても結構です。

冒頭で紹介した5つのストレッチのほかのバリエーションをご紹介します。合うものを試してみてください。

①たった10秒で血管をやわらかくする「手首足首回し」

疲れを感じると私たちは、無意識に腕や首を回すなどしていますが、実はその効果は予想以上に大きいもの。身体の一部を回したり、あるいは叩くだけでも、血液の循環はよくなり、血管が柔らかくなるのです。ここでは、もっとも単純で短時間にできる「血管ストレッチ」を紹介しておくことにしましょう。

■足首回し

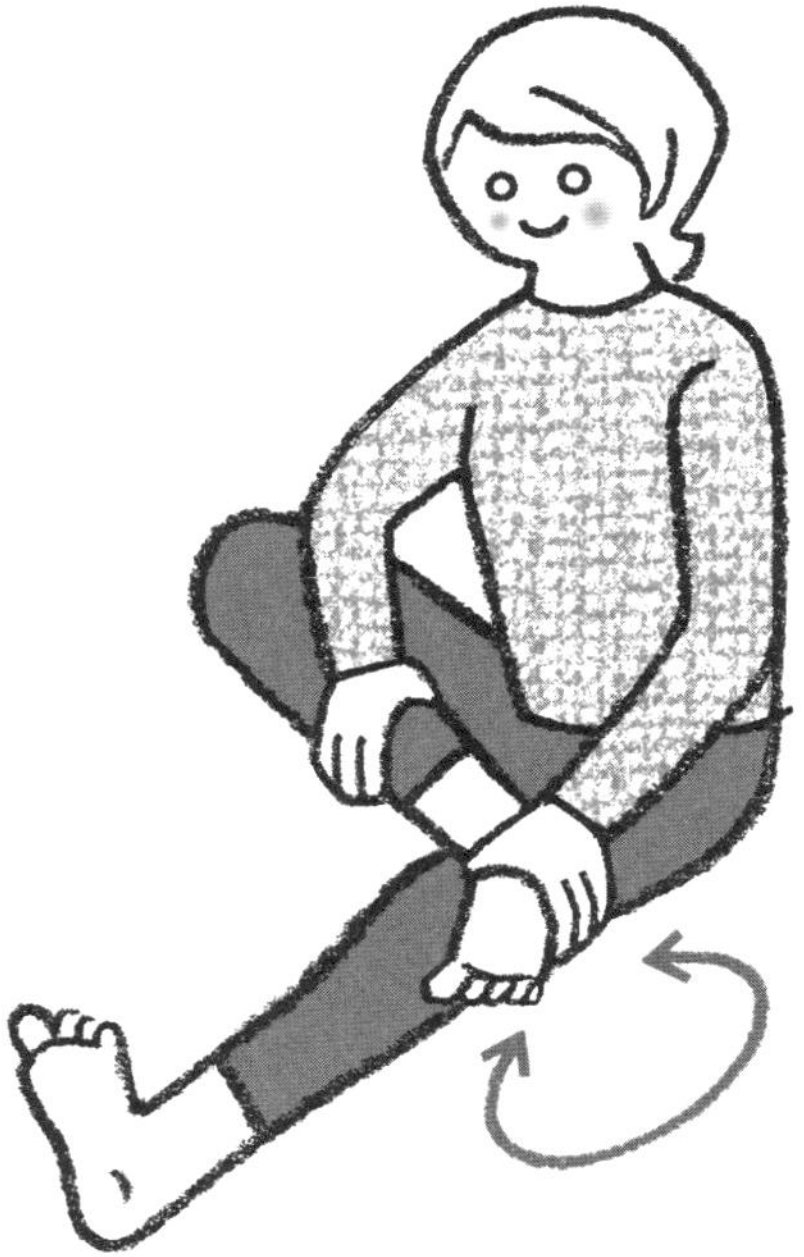

① 床に座って、両足を伸ばします。
② 右足首を左足の上に乗せます。
③ 右脚の足首を外側と内側に回します。
④ 両足を伸ばし、左足首も同じ要領で回します。

ポイント

回数についてはとくに決めませんので、
「ほぐれた」と実感するまで行ってください。

■手首回し

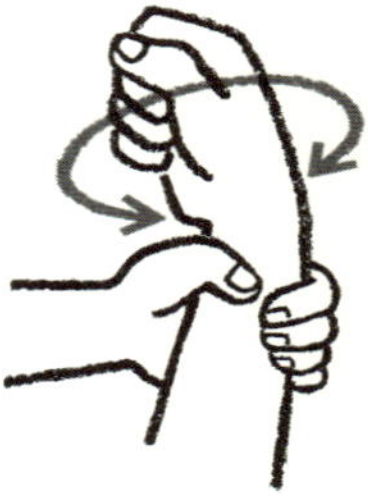

①右手首に左手を添え、内側と外側に回します。
②左手首に右手を添え、内側と外側に回します。

■首回し

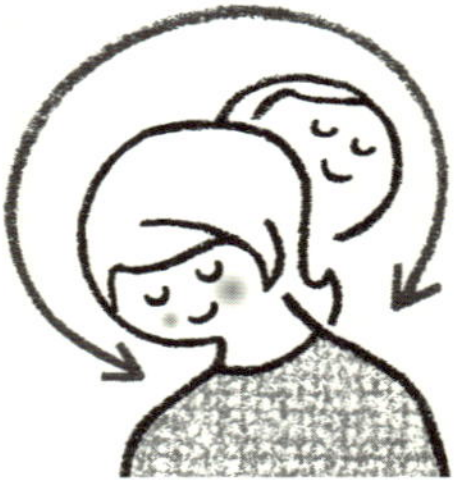

肩の力を抜き、大きく弧を描くように、右回り、左回り、交互に回します。

ポイント

立った姿勢でも、座った姿勢でも、どちらでもＯＫです。

■手首・足首をブラブラ

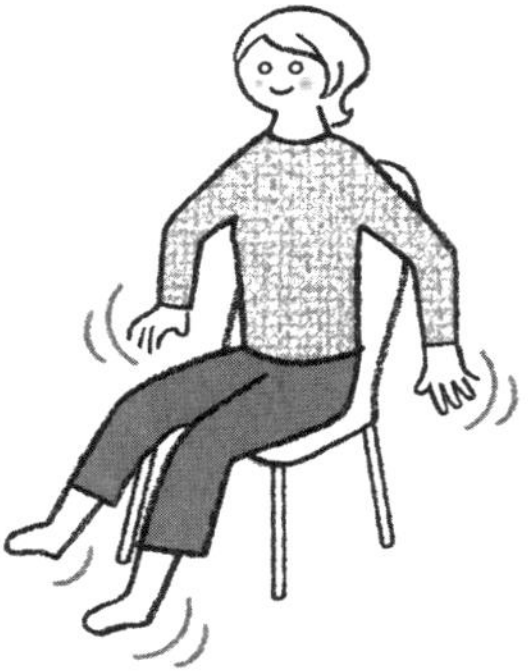

イスなどに腰をかけ、両手首と両足を交互にブラブラさせます。

■手足のグー・パー

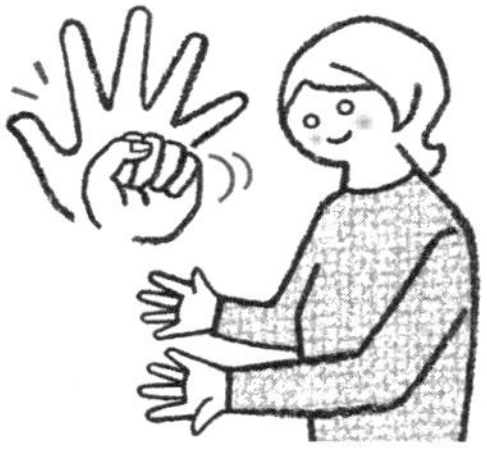

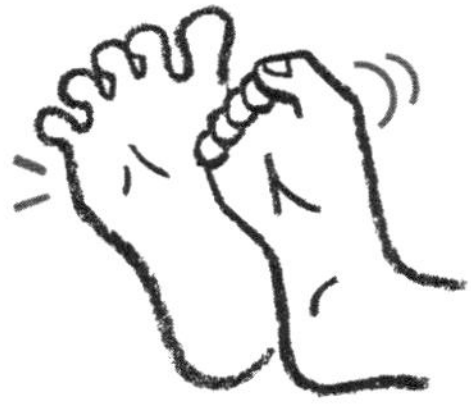

① 肩の力を抜いてひじを軽く曲げ、両手でグー・パーと繰り返します。

② 同じように足の指もグー・パーと開閉。イスに腰掛けたり、横になったままでもできる体操です。

② 気持ちも明るくなる「足裏叩き」

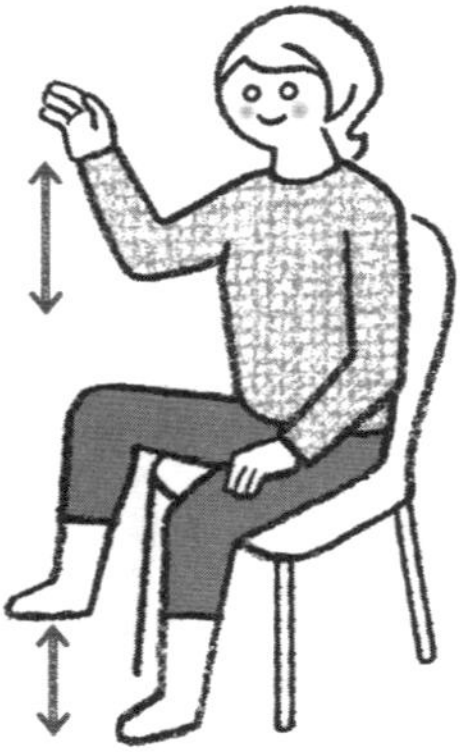

① 右足裏全体で床をトントン叩きます。
慣れてきたら、足に合わせて右手も
上下してみましょう。（8回）

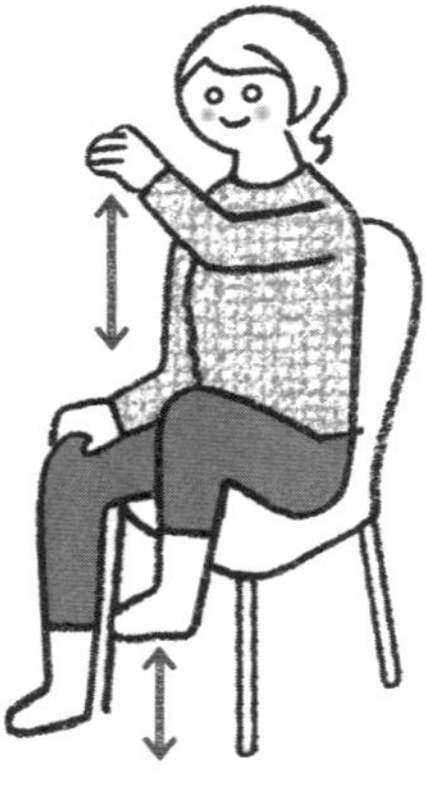

② 同じように、今度は左足裏で床をトントン。
できれば左手も同じリズムで上下しましょう。
（8回）

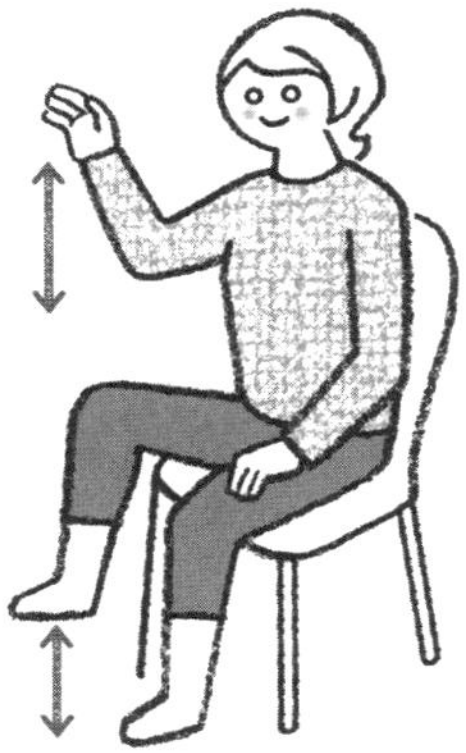

③　右足と左足を交互にトントントン。できれば足の動きに合わせて手も上下させます。（8回）

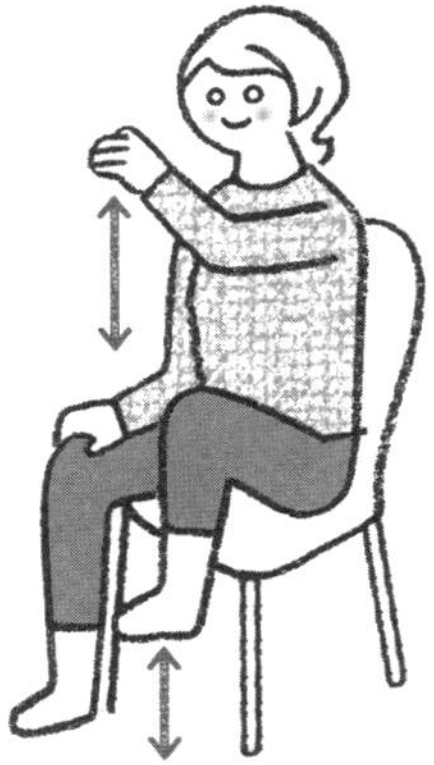

④　③の動きをスピードアップして小刻みに。（8回）

ポイント

立っても座ってもできるこの「血液循環体操」は、理学博士の二村ヤソ子先生が考案されたものです。

大いに血管若返りの効果が期待できます。

リズムよくやれば気持ちもスッキリします。

③ むくみもスッキリ「つま先活用術」

血管へのもっとも有効なアプローチは、ふくらはぎを動かすことと前に述べました。かかとの上げ下げや足首回しなどによってふくらはぎの筋肉をほぐせば、血液の循環がよくなって、高血圧による血管事故が予防できます。

そこで、より積極的にふくらはぎにアプローチするための〝つま先活用術〟をご紹介します。

■基本のつま先歩き

歩き方に少しアレンジを加えるだけで、ふくらはぎに刺激を与えることもできます。それが、つま先歩きです。長年にわたってつま先歩きを研究されてこられた方に、長野県の千曲中央病院名誉院長の吉松俊一先生と、同病院で整形外科部長を務める吉松俊紀先生がいらっしゃいます。両先生の研究結果によれば、**つま先歩きは、足から心臓へ血液を滞りなく流すのにたいへん効果的な運動。**下半身に体重の約4倍の重量がかかることで、ふくらはぎの筋肉が刺激されて血液の循環がよくなるそうです。

このほかつま先歩きには、歩行に重要なアキレス腱を鍛えるなどの効果もあります。

けれども初めから無理をしないようにしてください。

最初は10歩ぐらいから始めて、10歩つま先歩きをしたら、またもとの歩き方に戻すようにしてください。慣れてきたら少しずつ増やしていけばいいのですが、それでも、普通の歩行の合間に1日30歩も歩けば十分だと思います。

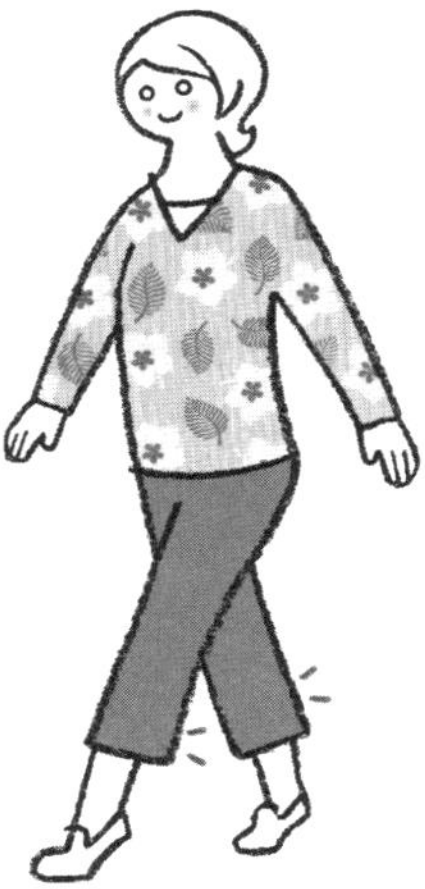

ポイント

1日10歩ぐらいから始めて、
30歩を限度に少しずつ
増やしていくと
よいでしょう。

■つま先歩きで階段上り

足腰に自信のある人は、つま先歩きで階段上りにチャレンジしてみるのもよいでしょう。階段を上るだけでも楽ではないのに、つま先歩きでとなると、下半身への負担は相当です。

ただし、駅の階段や歩道橋などで行う場合、踏み外したら大怪我をすることにもなりかねません。くれぐれも注意して行ってください。

■むくみ対策にも、つま先運動が効く

飛行機や新幹線に乗って、長時間じっとしていたため、足がむくんでしまったという経験は誰にもあると思います。むくみについては、外来でもよく受ける質問で、「夕方になると足がむくんでしまうのですが、大丈夫でしょうか」と心配する患者さんは多いのです。「靴下のあとがつくぐらいの程度なら、心配ないと思いますよ」と答えますが、深刻な病気が疑われる場合もあり、たとえばむくみだけでなく、息切れを伴うようなら心臓病の疑いもあるので、一度、診察を受けたほうがよいと思われます。

　また、食べすぎたわけでもないのに急に太ったという場合は、腎臓の機能が低下して、むくみによる体重オーバーとも考えられますので、この場合も、病気を疑ったほうがよいでしょう。

　膝下の骨の部分をへこみができるくらいの強さで押してみて、それがしばらくもとに戻らない場合は要注意です。

　ただ、健康な人でも、長時間同じ姿勢を続けていれば、むくみは避けられません。身体を動かさないでいると、重力の関係から、末梢血管までいった血液の心臓への戻りが、どうしても遅くなってしまうからです。

血液には、流れが遅くなると固まりやすい性質がありますから、身体を動かさないことは、血液の状態を悪くするばかりか、血管や心臓にも負担をかけてしまいます。

　サラサラ流れている血液でも固まりやすくなるのですから、これがドロドロの血液だったり、また血管内に悪玉コレステロールのプラークがあったりすれば、血管が詰まったり、破れたりする確率は非常に高まるわけです。

ですから、オフィスなどでも、デスクワークの合間に身体を動かすことが大切です。時間を決めて休憩を入れるようにするとよいでしょう。

むくみ予防には、かかとの上げ下げが効果的ですが、むくんでしまった場合には、イスや机を利用して足を心臓より高い位置に保った状態で、つま先の曲げ伸ばしを行ってみてください。

運動中に血管事故を起こさないために

現代人の体内で、静かに進行する血管の老化。

本書で紹介する「血管ストレッチ」は、そんな現代人の病んだ血管をもっとも効率的に蘇らせることを目的としています。時間のない人や運動嫌いの人たちにも実践できることを意識していますので、スポーツ好きの人には、少し物足りないかもしれません。

そういう人は、ゴルフでもテニスでも、自分の好きなスポーツに打ち込むのが一番です。ただ、健康のためのスポーツですから、疲れるまでやらない、勝負や成績にこだわり過ぎないという点には注意してください。足首回しや、ふくらはぎを刺激する運動をウォーミングアップや整理運動として取り入れるのも1つの方法だと思います。そして、こんなふうにスポーツを推進するからには、スポーツ中に血管事故を起こさないためのアドバイスもしておかなければなりません。

気をつけてほしいのは、水分と塩分の補給です。

私がよく用いる言葉は、「のどが渇いたら水を飲め、汗をかいたら塩も摂れ」です。スポーツに熱中すると、水分補給を忘れがちなので、事前に水分を十分補給しておくのもいいでしょう。

のどの渇きに対しては、水分補給をすればよいのですが、多量に汗をかいた場合は、水分だけでは不十分。汗をかいたときには塩分も失われているので、塩分補給もしなくてはなりません。

体内の塩分が不足すると、血管は締まりがなくなり、ダラーンとした虚脱症状になってしまいます。発汗による脱水状態に加えて、血管の虚脱状態が起きている場合は、水分補給だけでは脱水症状は改善されないどころか、悪化してしまうこともあります。

脱水症の応急処置としては、水分補給とともに塩をなめたり、またナトリウム入りのスポーツドリンクを飲んだりするのもよいでしょう。塩分補給というと、高血圧症の人は警戒するかもしれませんが、多量に汗をかいたときは、補給しなければ身体がもちません。必要な塩分まで制限することのないように注意してください。

4章

血管が若返る！食事の新常識

――血管が若い人は見た目も若い

病気にならない食べ方3カ条

高血圧や糖尿病など、生活習慣病の増加に伴って、人々の「食」への関心は高まるばかりです。

健康診断や人間ドックが定期化され、その検査技術が進歩したことによって、生活習慣病の小さな病巣が発見されるようになった今、食事の習慣や内容を見直すことで、発病に至らずにすんだケースも多いようです。

その一方で、次から次へと訪れるブームによって、健康を損ねたり、ダイエットに失敗してリバウンドしてしまったという人が多いのもまた事実。

マスコミが健康によいと紹介した食材ばかりを、大量に食べ続けるというのがその顕著な例です。

栄養には、摂れば摂るほどよいというものは1つもありません。

摂りすぎた栄養は蓄えられるか排泄されるか、あるいはほかの物質に変換されたりして体内で調節される仕組みになっていますが、その量が度を超すと、身体にダメージを与えることもあります。ですから、本当に身体が必要としている栄養素とその量を摂取することが理想的です。

とはいえ、食べ物が溢れ、食習慣も乱れがちな昨今、この「必要な量だけ摂取する」ということがいかに難しいか……。

いくら身体のためとはいえ、面倒だったり難しかったりすることは長続きしません。

そこで「摂りすぎない」「偏らない」というもっとも基本的な視点から、簡単に実行できて、効果的なアドバイスを、まず3つだけあげておこうと思います。

①野菜優先に食べてお腹を満たす

これについては、「健康血管生活5カ条」で触れましたが、**あれこれ考えるのは面倒だという人は、この1点だけでも実践してください。**

野菜でほどよくお腹を満たしてから、ご飯、麺類などの炭水化物や、肉や魚などのたんぱく質を摂取するという方法で、**過食気味の人はカロリー摂取を抑えることができます**し、**野菜不足などの偏りを防ぐこともできます**。

野菜に含まれる栄養素には、水に溶けやすく熱に弱いものもあるので、生で食べられるものは加熱せずにいただきましょう。生野菜のサラダなら、両手一杯程度が目安です。

そして、加熱する場合は調理法に注意。すき焼きなどの鍋物では、野菜がたっぷり肉の脂を吸収するので、野菜といえどもたくさん食べれば動物性脂肪を余分に摂ることになってしまいます。温野菜や野菜の炒め物がよいでしょう。加熱した野菜なら、片手一杯程度が目安です。

②塩分を控える

現在、日本人の塩の摂取量は、1日9〜11グラムといわれています。けれども、健康血管を目指すなら、もう少し控えて、男性なら8グラム未満、女性なら7グラム未満が望ましいでしょう。

あとに紹介します「塩分を無理なく減らす方法」などを参考に、今より、少し味つけを薄くするとか、酢で酸味をプラスするなどして、減塩を心がけてください。

③ 食材の色彩を考える

テーブルに並ぶ料理の色彩にこだわることは、目を楽しませて食欲を増進させるだけでなく、栄養バランスを整えることにもなります。

たとえば、オレンジ色のニンジンやカボチャには血管を若々しくするカロテンが含まれていますし、緑色のホウレンソウやブロッコリーには、悪玉コレステロールの酸化を防ぐルテインが、また黒いワカメやひじきなどには動脈硬化を予防するフコキサンチンなどが含まれています。

これはほんの一部で、そのほか、白、赤、黄色、紫など、食物にはさまざまな色があります。こうした**色を１色でも増やすことで多くの栄養素が摂れ、偏りが防げる**。そんなふうにとらえてもよいと思います。

これを食べると若返りの近道！

血管を若々しく保つには、具体的にどのようなものを食べればよいのでしょうか。まんべんなく、バランスよく食べることが大切ですが、実は、これを食べると健康血管への近道という食材もあります。肉中心の食生活だったり、てんぷらやフライなどの揚げ物が大好きという人は、血管内にプラークなどのゴミが溜まっている可能性が大きいと考えられますから、ぜひ積極的に摂るようにしたいものです。

■血管を若返らせる食品

血管をトータルに若返らせるものとしては、**サンマ、サバ、イワシ、アジなどの青背魚**で、これらに含まれるＥＰＡやＤＨＡなどの善玉脂肪酸が、血管年齢を若返らせてくれます。ただし、この脂肪酸は加熱調理によって酸化しやすいため、加熱するより生で食べるほうが効果的です。

■血管をやわらかくする食品

そのほか、血管を柔軟にする栄養素としては、ビタミンA、C、E類があげられます。ビタミンA、Cは多くの**野菜や果物**に、ビタミンEは、ピーナッツなどの**ナッツ類**に含まれています。ビタミンAには、血管内皮に作用して粘膜を正常に保つ働きがあります。更にビタミンCといっしょに摂ると相乗効果で働きがアップ。健康血管の強い味方です。

■血管を丈夫にする食品

血管壁が傷ついたりすると、修復のために血小板が集まって血栓ができ、場合によっては血管が詰まってしまうという話は前述しました。そこで、「血管を柔軟にする」に続いて大切なのは、「血管壁を丈夫にする」ということです。丈夫にする効果のある食べ物としては、亜鉛を含む**牡蠣やうなぎ**、マグネシウムを含む**豆腐や貝類**、セレンを含む**肉類や魚類**があげられます。ただし、うなぎや肉類はカロリーが高いので、食べすぎないように注意したいものです。

■せめて1日に1食は和食を

伝統的な和食とは、ご飯と汁物に魚介類や大豆食品などを調理した主菜と、野菜中心の副菜などを組み合わせたものです。味つけを工夫して塩分の摂りすぎに注意し、たっぷりの生野菜サラダなどをつければ、たんぱく質、ビタミン、ミネラルの豊富な理想的な食事となります。1人分ずつ盛られる和食は自分が何を食べたか、摂取量や内容を管理しやすいでしょう。

また、和食には、納豆などの優れた効果をもつ食品もあります。

納豆に含まれる「ナットウキナーゼ」という物質には、血栓を溶かす効果があり、納豆100グラムのその効果は、薬1回分にも相当するといわれているのです。

血栓ができやすいのは夜寝ているとき。とくに就寝後6~8時間がもっとも危険な時間帯です。ナットウキナーゼの効果は食後12時間程度続きますので、寝る数時間前に摂るのがよいとされています。

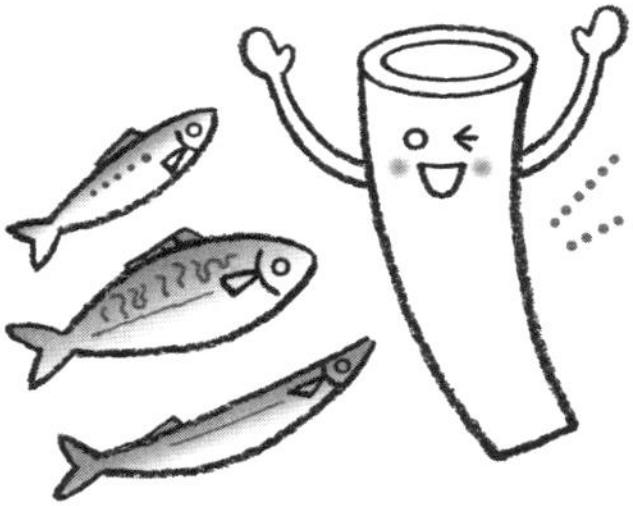

■血管を若返らせる食品
サンマ、サバ、イワシ、アジなどの青背魚。
これらに含まれるEPAやDHAなどの善玉脂肪酸が、血管年齢を若返らせてくれます。

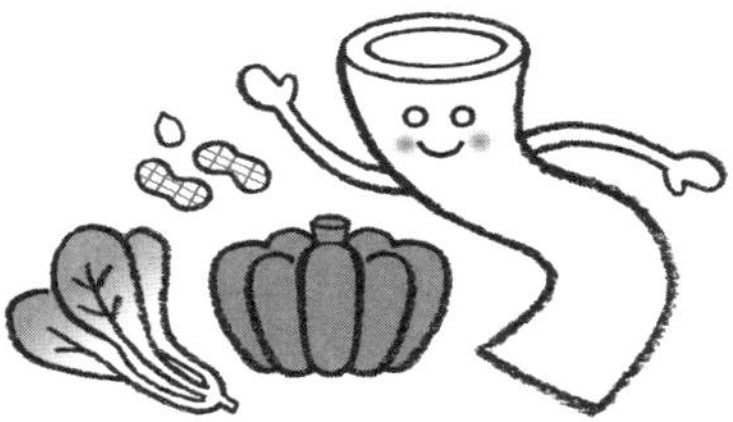

■血管をやわらかくする食品
かぼちゃ、小松菜、ピーナッツなど。
ビタミンA、C、E類が血管を柔軟にしてくれます。

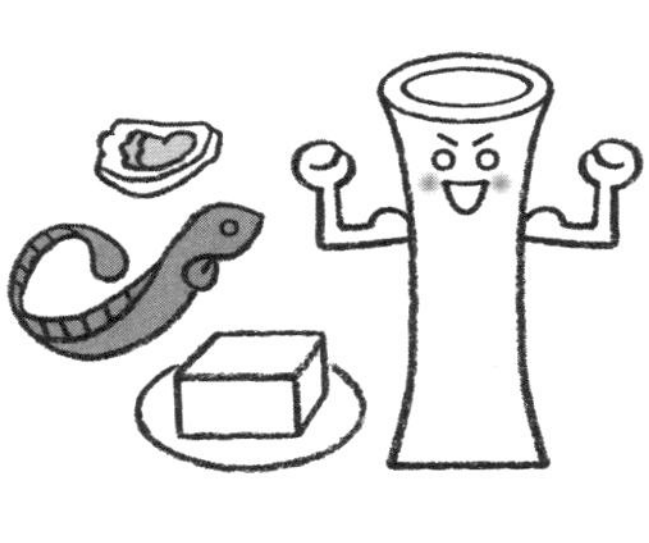

■血管を丈夫にする食品
牡蠣やうなぎ、豆腐など。亜鉛やマグネシウム、セレンが、血管を丈夫にしてくれます。

摂った塩分をなかったことにしたい！

高血圧には、はっきりとした原因のある「二次性高血圧」と、とくに身体の異常がないのに起こる「本態性高血圧」があり、現在、高血圧と診断されている人のほとんどが、「本態性」です。この「本態性高血圧」は、加齢による血管の老化と、塩分の摂りすぎによって起こりますから、**高血圧対策として欠かせないのが、塩分コントロール**ということになります。

塩の主成分である塩化ナトリウムは、体内において、常にカリウムとのバランスを一定に保っています。ところが、塩をたくさん摂ると、塩化ナトリウムとカリウムとのバランスが崩れ、増えたナトリウムは血管の細胞を刺激して血圧を上昇させてしまうのです。

そこで、心臓や血管に負担をかけないためには、塩分を摂りすぎないのが最善の方法

■外食メニューに含まれる塩分（1人前の目安）

カレーライス	2.5g
チャーハン	2.6g
ラーメン	6.0g
ソース焼きそば	2.5g
皿うどん	5.4g
オムライス	3.8g
スパゲティミートソース	2.7g
焼き魚（サバ）定食	6.3g
ステーキ定食	4.9g
ざるそば	2.7g
きつねうどん	5.4g
カツ丼	4.4g
にぎり寿司（しょうゆを含まない）	2.6g

ということになります。**高血圧症の場合は、なんとか6グラム以下に抑えてもらいたいものです。**

■塩分を無理なく減らす方法

塩分量を比較してみて気づくのは、ラーメンやうどんが異常に高いということです。これは、スープやつゆの分が入っているからで、**摂取量を減らすには、スープやつゆを残す**ようにすること。

また、定食に含まれる塩分が多いのは味噌汁や漬物（約20グラム）の塩分が加算されているためですから、血圧が気になる場合は、これらを残すと塩分の摂取量が抑えられます。その量は、**味噌汁を残して約1・5グラム、たくあんの漬物を残して約0・5グラム、合計約2グラムも抑えられる**計算です。

家庭で調理する際には、1品のみ濃いめの味つけにし、ほかを薄味にと工夫すれば満足度も高くなります。

調味料の使い方としては、塩の代わりにレモンや酢で酸味をきかせたり、また、塩や醤油は、なるべく食べる直前に振りかけたり、つけて食べるようにしましょう。口に入れた瞬間に適度な塩気を感じることで満足感も得られ、無理なく減塩できます。

照り焼きなどは、長時間醤油に漬け込まず、焼きながら表面にたれをかける。

煮物などは、砂糖を控えて甘みを抑えることで、醤油の量も少なくてすみます。

要注意なのが、市販のだし、いわゆるうま味調味料です。うま味調味料には、その製造過程で自然のうま味成分であるグルタミン酸にナトリウムを結合させてL‐グルタミン酸ナトリウムという物質に変化させるのです。これがうま味のもとで塩味はないにもかかわらず、ナトリウムを摂取してしまうことになります。さらに、ほとんどの市販のだしには加えて食塩が入っていますので、だしを効かせようとしたつもりが、食塩も追加してしまったということになりかねないのです。

塩分を考慮して調理したにもかかわらず、だしの使いすぎで、その効果が得られないなどということのないように注意しましょう。

こうしたうま味調味料は、市販の惣菜、弁当などにも使われているので、よく表示を確かめること。〝アミノ酸等〟と表示されていれば、うま味調味料が使われているということになります。

■塩分を吸収しないようにする方法

「塩分の強いものを食べるときに、この食材と一緒に食べれば、塩分を帳消しにしてくれるものはないですか？」と、こんな質問を受けることがあります。

しかし、残念ながら、そんなに都合のよいものはありません。

高血圧という病には、いら立つことなく、気長に付き合う根気よさが大切です。

塩分を帳消しというのは無理ですが、「少し塩分が多いかな」という程度なら、手助けをしてくれる食物はあります。

塩化ナトリウムがつねにカリウムとのバランスを保っているということは説明しましたが、この点から考えて、塩化ナトリウムとカリウムをいっしょに摂るというのも1つの良法でしょう。カリウムを多く含む食材には、アボカドやホウレンソウ、モロヘイヤなどの野菜のほか、果物やイモ類、豆類などがあります。**カリウムのほか、水溶性食物繊維にも、ナトリウムを排除して血圧を下げる効果があります。**

水溶性食物繊維は、野菜、イモ類、豆類、海藻類に多く含まれています。さらにこの効果は、水溶性食物繊維の中でもとくにアルギン酸に顕著で、わかめなどの海藻に多く含まれます。

血糖値の急上昇を防げば、老けない、疲れない

次に、高血糖や糖尿病に悩む人にとっての「血管によい食事」とはどのようなものなのかを考えていきたいと思います。

健康な人の血糖は、糖を摂取した後は上昇するものの、やがて下降します。体内に入った糖は、インシュリンの働きによって全身の細胞に取り込まれ、エネルギーとして使われたり、蓄えられたりして、一度は上がった血糖値が低下していくのです。

しかし、糖尿病になると常に高血糖となり、その原因としては、インシュリン不足やインシュリンの働きが弱いことがあげられます。血糖をコントロールするには、摂取する糖質の量に気をつける以外にありません。しかも、ただ糖質の摂取量を減らすだけでなく、血糖値の上がり方が少ない食材を摂る、あるいは、血糖値の上がり方がゆっくりになるような食事法に徹することが大切です。

たとえば、同じ量の糖質を含む食材であっても、それを摂取したときの血糖値の上がり方には違いがあるのです。

こうした血糖値の上がり方の違いについて調査したもの、それがグリセミック・インデックス（Glycemic Index）、「ＧＩ値」と呼ばれるものです。

これは、被験者に糖質を含む食材を食べてもらい、血糖値の上がり方を測定した結果にもとづいて示した数値で、値の高い食品ほど、血糖値が上がりやすいということになります。ＧＩ値が生まれた背景としては、糖尿病治療において、「食後の高血糖を抑えるなどして1日の血糖変動をできるだけ緩慢にしたほうが合併症を抑えられる」という考え方がありました。

糖尿病や高血糖気味という人は、次ページの表を参考に、ＧＩ値の低いものを食べるようにすると、血糖値の上がり方がゆるやかになります。

■低GI食品(55以下)

食　品　名	GI値
ヨーグルト（低脂肪･プレーン）	14
ピーナッツ	14
大豆（ゆで）	18
チョコレート（ブラック）	23
グレープフルーツ	25
牛乳（無調整）	31
ニンジン	35
リンゴ	36
オレンジ	43
ぶどう	46
ライ麦パン（50%ライ麦）	50
キーウイ	52
さつまいも	54
そば（ゆで）	54
パスタ（ゆで）	55
玄米	55
バナナ	55

■中GI食品(56～69)

食　品　名	GI値
パイナップル	59
アイスクリーム	61
うどん（ゆで）	62
レーズン	64
メロン	65
クロワッサン	67

■高GI食品(70以上)

食　品　名	GI値
食パン	70
ジャガイモ（フライドポテト）	75
クッキー（バニラ･ウェハース）	77
精白米（めし）	81
コーンフレーク	84
ジャガイモ（ゆで）	88
ジャガイモ（ベイクドポテト）	98

※シドニー大学の資料を参考に作成

■食材選びで血糖値の急上昇を防ぐ

パン好きの人は、食パンよりGI値の低いライ麦パンに、ご飯党だったら、白米より玄米を選ぶようにするとよいでしょう。

では、糖尿病の人は、低GI食品しか食べられないのかというと、決してそうではありません。仮に、GI値の低い食品しか食べなかったら、栄養に偏りが生じてしまいます。**GI値の高いものを食べるときは単品で摂取せず、GI値の低いものと組み合わせて食べる**ようにしてください。肉や魚などのたんぱく源となる食品には、糖質がほとんど含まれていないので、GI値は低く、これらの食品といっしょに摂ることで、血糖値の上昇をゆるやかにすることができます。

また、高血圧の食事のところで紹介している**水溶性食物繊維を含む野菜や豆類、海藻類にも、血糖値の上昇を穏やかにする**働きがありますから、メニューに加えていっしょに食べるようにするとよいでしょう。

もっともよくない食べ方としては、具のないそうめんやうどん、ふりかけご飯だけで食事をすませてしまうこと。これではGI値が、一気に上がってしまいます。

■料理法で血糖値の急上昇を防ぐ

ＧＩ値の高低は、料理法によっても異なります。

主食の中では、パスタは、比較的低いＧＩ値を示していますが、その値はゆで加減によって変化します。**やわらかくゆでると、消化吸収がよくなり血糖の上昇速度も増す**ので、アルデンテが無難です。

米はかなりの高ＧＩ食品ですが、餅にすると消化吸収がよくなり、ＧＩ値はさらに高くなります。高血糖の人は餅などの摂取は少量にして、米を炊くときには雑穀などをまぜて、やや硬めに炊いたほうがよいでしょう。

ジャガイモも高い値を示す食品の１つですが、油で揚げたフライドポテトより、ベイクドポテトのほうが高ＧＩ値なのは、ちょっと意外な気がしませんか？　油で揚げた料理のほうが、高カロリーで血糖値も上がりそうですが、実はそうではないのです。

脂質が加わることで、糖の吸収がゆるやかになります。また、指でつぶれるほど柔らかく調理したベイクドポテトは、体内ですばやく吸収され、その結果、血糖値の上昇も急激になるのです。

■食べる順序を工夫して血糖値の急上昇を防ぐ

料理を食べる順序も、ＧＩ値に大きくかかわってきます。**値を上げないためには、生野菜サラダや汁物から食べること**。生野菜のサラダは、ＧＩ値を上げないばかりか、調理も簡単で便利です。

また、味噌汁などの汁物はたんぱく質や食物繊維を含み、糖質が少ないので、最初に飲んでおくと血糖値の上昇が抑えられます。野菜がたっぷり入れられるのも汁物の利点で、さらに油揚げなどをプラスすれば、脂質も一緒に摂取できます。具が汁から顔を出すくらいの具だくさんの汁にするとよいでしょう。具だくさんにすることで、汁の量が少なくなるので高血圧で塩分に気を付けている方にもおすすめです。

コレステロール摂取量の基準が変わった

とかく邪魔にされがちなコレステロールですが、実は脳や神経組織、性ホルモンなどの生成に必要不可欠な物質で、細胞を包む細胞膜の成分も約20パーセントがコレステロールです。このように、コレステロールは人体にとって欠かせない物質で、肝臓では1日約1グラムがつくられ、食事からの摂取はおよそ0・4グラムとされています。おもに体内での生産により、コレステロールの量は増えますが、過剰になると生産を抑制する仕組みになっていますから、本来は、コレステロールが血管トラブルの原因になるとは考えにくいのです。

ところが、糖尿病や肥満、アルコールの過剰摂取などのほか、体質などが原因でコレステロールの調節がうまくいかなくなると血液中にコレステロールや中性脂肪などが増えて、「脂質異常症」と診断されてしまいます。

脂質異常症も高血圧や糖尿病と同じように、とりたてて自覚症状がないため、気づいたら心筋梗塞を起こしていたということにもなりかねません。

コレステロールは、とくに鶏卵の卵黄や魚卵に多く、すじこ、いくら、たらこ、キャビアなどにも含まれています。内臓系では、レバー、あんこうの肝、うなぎの肝、しらこ、フォアグラなど。内臓ごと食べるしらす干しやししゃも、そのほかイカ、タコ、うなぎ、乳製品も高コレステロール食品です。

以前は、こうした高コレステロールの食品を減らすことで体内のコレステロール値も下がると考えられていたため、医師からのアドバイスとしても、「コレステロール値の高い人は鶏卵や魚卵の摂取は控えるように」というのが一般的でした。

しかし、**最近になって、「鶏卵や魚卵などの摂取量を減らしても、血中コレステロール値はそれほど変わらない」という科学的データがアメリカで報告されました。この報告に関しては、解釈が分かれるものの、多くの医療関係者はこの内容を受け入れつつあります。**

厚生労働省は、成人男性750ミリグラム、成人女性600ミリグラムを上限としていた食事からのコレステロール摂取目標量について、2015年版の「日本人の食事摂取基準」から盛り込まないことに決めました。すでに血中コレステロール値の高い人がコレステロールの摂取量を減らしても、それが心筋梗塞などの予防につながるかは明らかでないとしています。

とはいえ、コレステロール値が気になる人は、今まで制限されてきた鶏卵や魚卵について、急に「食べても大丈夫」と言われても、やはり気になることでしょうし、摂取しすぎないように気をつけることは、栄養のバランス面からしても大切なことではないかと思います。

コレステロールを多く含む食材を気にせずに食べても大丈夫なのは、あくまでも健康な人。つまり、体内の血中コレステロール値を正常に保つことのできる人だということを強調しておく必要もありそうですね。

食事とコレステロールの関係については、摂取量にばかり気を取られるのではなく、排泄にこだわるというのもひとつの方法といえるでしょう。

コレステロールが過剰となった場合、ここでもコレステロールの排泄を促すものとし

て登場するのが水溶性食物繊維です。

前述した通り、水溶性食物繊維には人体に有害な物質を便として排出する働きがあり、コレステロールのほか、余分な塩分なども排除しようとします。また、糖の吸収速度を遅くし、食後の急激な血糖の上昇を防ぐ働きもあります。

このような働きをもつ水溶性食物繊維は、健康血管のための〝救世主〟にさえ思えますが、欠点もあります。

サプリメントや健康食品などから多量に摂取すれば下痢などの原因となり、必要なミネラルまで排出してしまうということも、心に留めておいてください。

■気づかずに摂取しているコレステロール

レストランのメニューに、カロリーや塩分の表示はあっても、卵の含有量までは明記されていません。魚卵については、使用しているか否か、目や舌で確かめることができますが、鶏卵の場合はそうはいきません。フライ料理のつなぎやソースなどに使われている場合、無意識に食べている場合が多いと思われます。

また、明らかに卵料理とわかっていても、たとえばオムライスに、2〜3個もの鶏卵が使われているのは、ちょっと意外ではないでしょうか。トンカツの場合は、つなぎに1／4個程度の鶏卵が使われていますから、さらに鶏卵でとじるカツ丼となると、2個程度の鶏卵を食べることになります。

また、鶏卵は菓子類にもふんだんに使われています。シュークリームやエクレアがその代表で、普通の大きさのシュークリームで、シュー生地に全卵1／2個分程度、そしてカスタードクリームにも卵黄が1／2個分程度含まれていますから、シュークリームを1つ食べると、鶏卵1個食べたことになります。さらにシュークリームには、牛乳や生クリームやバターが使われているため、コレステロールの摂取量はさらに多くなり、加えて悪玉脂肪酸の摂取量も増えてしまいます。これはエクレアも同様です。

そのほか、ショートケーキ、ババロア、ワッフル、カステラ、プリン、タルト、ドーナッツなどにも鶏卵や乳製品が含まれています。

肉や魚は、卵や内臓類、乳製品に比べて比較的コレステロールは低めですが、食べる量が多いと、結果的にコレステロールをたくさん摂ることになります。

たとえば、鶏手羽200グラムをソテーして食べると、鶏卵1個分以上のコレステロールを摂取したことになりますが、同じ鶏肉でも、皮なしで脂の少ない胸肉にすれば、コレステロールは3割程度カットできます。また、胸肉などの脂の少ない肉で食べ応えを出すには、小麦粉をつけて、コレステロールの少ない植物油で炒めると、小麦粉が植物油を吸収してボリュームが出ます。

こういうアドバイスをすると、よく「油は何を使ったらいいですか?」という質問を受けます。スーパーマーケットには、健康志向をくすぐるようなネーミングの油が所狭しと並んでいますから、何を買っていいか迷ってしまうのでしょうね。正直言って、油の種類については、それほどこだわる必要はありません。ただ、熱を加える際には、比較的加熱によって酸化しづらいオリーブオイルや菜種油を選び、生で食べる場合はエゴマ油などを選ぶとよいでしょう。油を厳選するより、大切なのは使い古して酸化した油を使わないことです。

プラークを作らない食事にも心がけよう

血管を詰まらせる血栓の原因となるプラークが、なぜできてしまうのかについては、第1章で説明しました。マクロファージが酸化した悪玉コレステロールを異物と認識し、標的として食べ、それがプラークを形成していくのです。

ここでのポイントは、**たとえ悪玉コレステロールでも酸化していない状態なら、マクロファージの標的にはならないということ**。ですから、悪玉コレステロールを酸化させないための食事に気を遣うことも重要なのです。

酸化のもととなるのは活性酸素で、活性酸素は本来、体内に侵入してきた細菌やウイルスから身を守る役目を担っていますが、喫煙、ストレス、大気汚染、感染などによって増えすぎると、正常細胞にまで悪影響を及ぼすことがあります。

血糖値とも関係があり、高血糖状態が続くと活性酸素によって酸化悪玉コレステロールが作られ、結果、プラークが形成されやすくなります。

活性酸素の発生を抑えるには、βカロテン、ビタミンE、ビタミンC、ファイトケミカルなどの抗酸化作用の高い栄養素を含む食品を積極的に摂ることです。

■βカロテン

野菜や果物に含まれるβカロテンは優れた抗酸化作用を持ち、悪玉コレステロールの参加を抑えることで、プラークができるのを防ぐ働きがあります。βカロテンを多く含む食品には、ニンジン、カボチャなどのオレンジ色の野菜や、ホウレンソウ、シュンギクなどのように緑の鮮やかな野菜があります。油で調理することで吸収率が上がります。

■ビタミンE

植物油やナッツなど、種実類に多く含まれるビタミンEは、悪玉コレステロールの酸化を防ぐとともに、毛細血管の血流をよくしてくれます。ただ、過剰摂取には注意が必要なビタミンです。

悪玉コレステロールの酸化を防ぐ際、ビタミンE自身が酸化してしまうという弱点がありますが、酸化して効力のなくなったビタミンEを再生することができるものに、ビタミンCがあります。ですから、ビタミンEはCと一緒に摂取するようにしましょう。

■ビタミンC

野菜や果物、芋など、さまざまな食品に含まれるビタミンCには、抗酸化作用のほか、ビタミンAやEの働きを助ける働きがあります。

■ファイトケミカル

ファイトケミカルとは植物に含まれる化学物質のことで、アントシアニン、イソフラボン、リコピン、ジンゲロールなど、さまざまなものがあります。

アントシアニンを多く含有するものにブドウ、黒米、ブルーベリー、イソフラボンは大豆、リコピンはトマト、ジンゲロールはショウガなどがあります。

生のショウガに含まれるジンゲロールは高い抗酸化作用を発揮するだけでなく、中性脂肪、悪玉コレステロール、血糖の上昇を抑える働きもあります。

ジンゲロールを80～100℃でゆっくりと加熱すると、ショウガオールという物質に変化して、抗酸化作用のほか血管の中の傷ついた部分を修復したり、血流をよくしたりします。ショウガオールには体を温め、興奮やストレスを鎮める作用もあります。

5章

血管にやさしい心の習慣

――ストレスをためずに、しなやかに生きるコツ

血管は温度差が苦手

ここまで血管に負担をかけない、血管が元気になるような生活を送ることの重要性とその方法を述べてきました。**ここでは、血管の弱点、血管が〝苦手〟とするものを知り、そうしたことをしない**生活方法をお伝えしたいと思います。

まず、血管は急激な温度差に弱いということを心得てください。暖房のきいた部屋から、防寒もせずにいきなり冷え切った戸外へ飛び出したり、高温のサウナを出て冷水を浴びたりすると、血管は一気に収縮します。そして、その衝撃は相当なものです。

血管トラブルが起こりやすいのは午前中ですから、冬の寒い朝に、布団から飛び出して散歩に出かけたりするのもよくありません。

暖かい場所から寒い場所へ移動する際には、十分に防寒をしてから出かけるとか、温度の変化に徐々に身体を慣らしていくようにすべきです。

血管トラブルは、よく風呂場やトイレなどで起こりますが、やはり原因は温度差です。トラブルには至らないにしても、風呂場の脱衣所が寒かったりすると、脱衣所で血管が収縮し、湯船に入ってゆるみ、風呂から上がって脱衣所で再び収縮するというように、短時間の内に収縮と拡張を繰り返します。

これでは血管が疲弊して、血管年齢も高くなってしまいます。

風呂に入るときは、できるだけ温度差のないように脱衣所や周辺の環境を整えるようにしてください。

トイレも同じで、部屋の温度と廊下やトイレの温度に差がありすぎると、血管に負担がかかり、血管事故を招きかねません。

だからといって、家中を暖めなさいといっているわけではありません。

大げさなことではなく、戸外に出るときにはマフラーを巻くとか、夜中にトイレに立つ際には1枚重ね着をするなど、そういうちょっとした配慮で血管トラブルは回避できるのです。

血管はせっかちな性格が苦手

冬の外出には、マフラーを巻いてコートのボタンをしっかりとめ、手袋をはめて、それからドアを開ける――。決まりきった一連の動作に思うでしょうが、せっかちな人にはこれができないのです。しかし、**血管は温度差だけでなく、せっかちな性格も〝苦手〟**としますから、注意してください。せっかちな人、気の短い人ほど血管トラブルを起こしやすいともいえるでしょう。

心筋梗塞で倒れた男性の奥さんが、以前、こんなふうに語ったことがありました。

「主人は、電話が鳴っているのに誰も出ないと〝早く出ろーっ！〟って怒鳴るんです」

おそらく心筋梗塞で倒れるまでは、ご主人が真っ先に電話に出ていたのでしょう。家族が電話に出ないことに、また身体が不自由になってそれができない自分にいら立っているようでした。そこでこの患者さんにも、私はいつものように話しかけます。

「心臓は、あなたのために頑張ってくれた。今度は、あなたが心臓のために尽くす番ですよ。それには、血管に負担をかけないこと。イライラは禁物ですね」

けれども、性格や習慣を変えるのは容易ではありません。そこで、こんな提案です。

「電話が鳴ったら、３つ数えてから出るようにしましょう。〝ああ、電話か〟〝しょうがない〟〝出てやろうか〟ってこんな感じです。これは、あなたがたいへんなときに命を守ってくれた心臓に対する恩返しだと思ってください」

こんな、電話の出方ひとつでも血管への負担は大きく軽減できるのです。

心筋梗塞で倒れた人の気の短さを分析してみると、他人を気遣うあまりにそうなってしまう、という傾向も強いようです。

人を待たせてはいけないから、ドアを開けると同時にコートを着る、電話にもすぐ出ないと気がすまないということなのでしょう。

〝人のため〟ではなく、今度は〝心臓のため〟〝自分のため〟に生きる――。

この発想の転換の大切さは、大病を患った患者さんにはよく理解してもらえるのですが、できれば患う前の多くの方にも気づいてほしいと思います。

血管は同じ姿勢でいることが苦手

第3章でも説明しましたが、**血管は、長時間、同じ姿勢でじっとしていることも嫌います**。長い間、身体を動かさないでいると、血液の粘度が増して血管年齢も一気に上がり、血管トラブルを起こしやすい状態になってしまうのです。

対策としては、仕事や勉強の合間に、こまめに身体を動かすこと。これも「血管ツルツル」生活術に欠かせない要素として強調しておきたいと思います。

ことに血管トラブルが危ぶまれるのは、高齢者、足に静脈瘤のある人、太っている人、タバコを吸う人などです。こういう人は、本書で紹介しているような簡単な体操の中でも、とくに、ふくらはぎを刺激して血流をよくするストレッチを習慣づけるようにしてください。

そして、エコノミー症候群になりやすいということも自覚する必要があります。

エコノミー症候群は、長時間身体を動かさないことによるうっ血と、水分不足などが重なることで起こります。

長時間、一定の姿勢でいると血液の流れが停滞し、血管内に血栓ができます。

目的地に到着して、座席から立ち上がるなど急に身体を動かすと、停滞していた血液が流れ始め、そこにできていた血栓がはがれて血流にのって運ばれていきます。その血栓が肺動脈に詰まり、息苦しさや胸痛などの症状を引き起こし、最悪の場合、命を落とすことにもなりかねません。ストレッチだけでなく、ときどきは機内を歩いたりして身体を動かし、また水分補給などもこまめに行いましょう。

水分補給といっても、ワインを何杯も飲むなんて、もってのほか。アルコールはその役目を果たさないという点についても理解しておいてください。

適量のアルコールには、リラックス効果があるのですが、飲みすぎると危険です。

利尿作用の強いアルコールを多量に摂取すると、尿量が増え、脱水状態になりやすいのです。

血圧を下げるアンガーマネジメント

第2章で紹介している血管年齢チェックの項目を、ここでもう一度見てください。あなたが、「つねに人から頼られる存在」だったり、あるいは「責任感が人一倍強いタイプ」の場合、気をつけてほしい生活術をあげておこうと思います。

このタイプの人は、持ち前の統率力によって、人を完璧に育てよう、指導しようとします。また、人一倍強い責任感で、仕事を完璧にこなすことも忘れません。多少の無理は当たり前で、できそうもないことまで、何とか実現しようと努めますから、心身ともに人の何倍もの疲労が溜まっていると予想されます。当然、血管年齢は実年齢をはるかに超えて高いはずです。「毎日部下を怒鳴って、そのたびに血圧が上がる」などと嘆いている人は、確実にこのタイプといえるでしょう。

　昔、狩猟民族というのは、狩りに出かけるときは血管をグーッと縮め、交感神経をつねに緊張させていました。その状態が何を意味していたかというと、敵が来たらいつでもパッと翻って戦える状態、あるいは獲物が来たら即座に身構えて鉄砲を撃つことができる状態です。つねに緊張した状態を保っていれば、たとえ怪我をしたとしても、すぐに血管がギュッと縮まり、血小板が集まってきて傷口を塞ぎ、出血を防いでくれます。

　仕事に真剣な人は、昔の狩猟民族のように、職場でもつねに緊張状態にあるのでしょう。しかし、**緊張状態は血管を縮めてしまいます。そうすると、血管は硬くなり、血圧が上がってしまいます**。さらに、血液も固まりやすくなってしまうのです。

　部下の指導や仕事に手を抜けというつもりはありませんが、身体のことも考えて、ときには「ほどほどにする」ことも大切です。仕事に責任をもつことと、無理をして仕事をこなすこととは違うということを理解しましょう。

　部下の指導にしても、ミスに対してガミガミと叱ることだけが効果的とはいえません。つねに怒鳴ってばかりだと、怒鳴られているほうは慣れっこになってしまうか、あるいは、上司が怒鳴る姿に萎縮してしまって、注意されている本当の理由がわからない場合も少なくないのです。部下を優秀な人材に育て上げるか、いつまでも半人前の萎縮した人間にしてしまうかは、あなた次第というわけです。

腹が立ったからと、すぐに怒りを爆発させるのではなく、その怒りを一度抑えて、「まあ、そんなこともあるだろう」と、自分自身をなだめることです。すると、怒りも収まるものです。ときには、相手を許すことも必要です。許しのほうが、怒りより相手の心を打つこともあるからです。

そして、**怒りが爆発しそうになったら、「血管に悪い」と思い起こしてください。**

性格は簡単には変えられませんが、「まあ、まあ、まあ」と、自分をなだめることは、「血管によいことをしているのだ」と、そんなふうに割り切ってみてはいかがでしょうか。

リラックスすれば血管も喜ぶ

「温度差に弱い」「イライラに弱い」など、血管のウィークポイントがわかったところで、次に、血管が喜ぶ生活術を考えてみましょう。

現代人は労働時間も長く、さらに、このところの不景気によって、いつ失職するかわからないといった不安も抱えています。血管の立場からすると、つねに不安と緊張で収縮しているわけです。**血管を喜ばせて若々しくするには、この不安や緊張から解放されることです。**つまりリラックスして血管が開くような時間を過ごすのです。

ゆっくりとバスタイムを楽しむのも有効な方法です。入浴剤に凝るのもいいでしょうし、好きな音楽を聴きながらもいいでしょう。風呂の話になると、「お風呂では血管のために、どんなことをしたらいいですか?」というような質問を、必ずといっていいほど受けます。そんなときは、こう答えるようにしています。

「お風呂ぐらい、自分のすきな方法で、ゆっくり入ったほうがいいですよ」

気持ちを解放して、身体を休めることができれば十分です。解放感で満たされると、首や肩を回したり、ふくらはぎを揉みほぐしたり、凝りや疲れのあるところに自然と意識がいくものです。そんなふうに自然の流れに任せればいいのです。

ただし、湯の温度と入浴時間には注意してください。**38〜40度くらいの湯が血管に優しく、43度を超える湯となると、熱さで血管が収縮して血圧が上がってしまいます。**

また、長湯もおすすめできません。長湯は心臓に負担をかけますから、入浴時間は30分以内にしておくほうがよいでしょう。風呂に入る時間帯としては、食事直後は避けるようにしたいものです。心臓にとって、食後の入浴以上に負担なのが、アルコールを飲んだあとの入浴です。多量のアルコールを摂取したあとの長風呂はもってのほかで、血管が開きすぎて倒れたり、血管トラブルを起こしやすくなります。

また、入浴によって水分が失われますから、入浴後の水分補給は欠かさないようにしてください。

血管にやさしいお酒の飲み方

タバコは血管を収縮させますから、血管にとっては喜ばしいものではありませんが、アルコールは別です。**適量の酒は気分をリラックスさせ、血管を開きます。**適量の目安としては、1日に30グラム以下で、ビールなら大瓶1本、日本酒は1合、ワインならグラス1杯という程度でしょう。それ以上に摂取している人は、「血管ツルツル」のためにも、アルコールの量を減らすように努力してください。

アルコールには、血管を開く効果があるだけでなく、身体によい成分を含んでいるものもあり、その1つが赤ワインです。かなりの動物性脂肪を摂取しているにもかかわらず、心筋梗塞を患うフランス人が少ないのは、赤ワインに含まれている「ポリフェノール」の効果だといわれています。ポリフェノールには、身体を酸化から守り、血管を若返らせる効果があるのです。現在では、ワインを好む日本人が増えていますから、ポリフェノール効果の恩恵にあずかっている人はたくさんいると思います。

ポリフェノールとは、植物に含まれている色素、あるいは渋みや苦味成分のことで、アスパラガスに含まれる「ルチン」やブルーベリーに含まれる「アントシアニン」などは、ポリフェノールの仲間です。

日本で昔から親しまれている食品にも、ポリフェノールの仲間が含まれているものがあります。たとえば、大豆や豆腐に含まれる「イソフラボン」、緑茶に含まれる「カテキン」や「タンニン」があげられます。

諸外国に比べると、日本の喫煙者は多いそうですが、その割に心筋梗塞が少ないのは、有効成分を含む緑茶を飲み、大豆食品を食べているからだともいわれています。

緑茶の恩恵を得るには、茶葉をそのまま摂るのがよいので、抹茶がおすすめです。煎茶の場合は、急須に注いだ最初の一杯で有効成分が出切ってしまうので、血管のために飲むのなら、茶葉をこまめに変えるようにするといいでしょう。

笑って、泣いて、血圧を下げよう

「笑い」が免疫力を上げるということが盛んにいわれ、笑いの効果によってがん克服を試みる団体まであるようですが、実際、**笑いには血圧を下げる効果もあります**。

笑いが起こると、脳内に「β-エンドルフィン」という物質が増えます。この物質は「脳内モルヒネ」と呼ばれていますが、「モルヒネ」の異名をとるだけあって、身体の痛みや心の悩みなどを取り去る効果があります。その結果、ストレスも解消され、血圧が下がるのです。

笑いは、いろいろなところから生まれます。

コミカルな映画や舞台を観たり、寄席に足を運ぶのもいいかもしれません。また、特別なことをしなくても、友人と語り合ったり、家族で集まれば、自然と生まれたりするものです。

そんなわけで、笑いを意識すると、笑いの情報や刺激を求めていろいろな場所に出かけたり、人との交流も盛んになりますから、以前より人間関係が良好になるということも考えられそうです。

生活のために仕方なく会社に通っていた人、イヤイヤ上司と付きあっていた人の日常も変わってくるかもしれません。

ここで付け加えておきますが、**笑いによい効果があるのとは逆に、「イヤだなぁ」と顔をしかめれば血管は収縮し、血圧は上がります**。イヤでも、「こうしなければならない」という義務感を感じたとたん、血管は緊張して硬くなってしまうのです。

会社員の場合、会社で過ごす時間が1日の大半を占めているわけですから、仕事がイヤとなると本人もつらいでしょうが、血管にとっても大問題。血管は収縮しっぱなしになり、家に帰ってまで会社のことを考えていたら、ストレスから血管年齢はどんどん高くなり、血管トラブルが起こりやすくなります。

そこで、ここでも必要になるのが発想の転換。仕事でもプライベートでも、1つのことを行うのに、笑ってやるのも、イヤイヤやるのも、〝やる〟という点では同じです。

どうせやるなら、明るく朗らかにこなしましょう。最初は血管のためだったことが、仕事や人間関係によい結果をもたらしてくれることもあるでしょう。

意外かもしれませんが、笑うことと同じように、泣くことも重要です。**涙はストレス物質である副腎皮質ホルモンの一種「コルチゾール」を含んでいて、それを体外に出すことでストレスが解消されて、笑ったときと同じように、血管が開いて血圧が下がるのです。**

我慢強い人は、つらいときや悲しいときでも、涙をぐっとこらえることでしょう。大人は泣いてはいけないと思うでしょう。

でも実は、思い切って泣いてしまったほうが、血管のためです。ある意味、大人にこそ、涙を流すことは必要なのです。

楽しむ姿勢が若さを保つ

血管トラブルのつらさを味わっても悲観することなく、自分の身体の声に耳を傾け、気持ちにゆとりをもとう——。こう意識すると、周囲の人に対する接し方も変わってくるでしょうし、見慣れた景色さえ、新鮮に映るのではないでしょうか。

こんなふうに、発想の転換が人生観を変え、充実感を与えてくれるという経験は私にもありました。それは、開業医だった父親が、私が医学部を卒業するに当たって与えてくれたこんな言葉に始まります。

「社会に出たら、患者さんが先生だ。診てやるなどと決して思わないように。診させていただくと思いなさい」

父親はすでに他界しましたが、これはやがて我が家の家訓となり、医師となった息子たちにも私からしっかりと伝えました。

しかし、この言葉を聞いた当初、私はその意味の深さに気づかずにいました。気づかないどころか、社会に出てみると、あまりの忙しさにそんな言葉さえ忘れていました。次々に訪れる患者さん。診療時間に関係なく、急患にも対応しなければなりませんから、当直の日などは、睡眠時間もとれずにくたくたでした。

ところがある日突然、この父親の言葉を思い出したのです。

医師になって半年、その日も当直で急患の処置が終わり、眠ろうとしていたところに、また急患の知らせが入りました。明け方の4時ぐらいだったと思います。

「診させていただくと思いなさい……」

急患室に向かう途中、なぜだが、あの言葉が突如としてよみがえったのです。

自分の未熟さを恥じた瞬間でもありました。疲れきった私は、急患を迷惑だと思っていたのです。

「何でこんな時間にやってくるんだ。昼間から具合が悪かったんだったら、昼間くればすむことなのに……」

しかし、父親の言葉を反芻したとたん、その思いは変わりました。

「こんな時間に苦しい思いをしてまで、〝先生〟がわざわざ来てくださったのだから、感謝しなければ」

そう考えると、疲れも眠気も吹き飛びました。

「精一杯のことをさせていただこう」

この発想の転換が、私に仕事へのやりがいと充実感を与えてくれたことは、言うまでもありません。人づてに聞いた話ですが、34歳になった私の娘は、自分が子供の頃の思い出をこんなふうに話しているようです。

「父は、私が子供の頃から仕事に追われ、家に帰って来れない日も多かった。けれども、どんなときも楽しそうに仕事に向かうのが印象的だった。そして、家に帰ってきた日は、いつもいっぱい遊んでくれた」

発想の転換ひとつで、人間は幸せにもなれるし、不幸にもなります。

1度きりの人生なら、幸せを感じて生きるほうがいいと思いませんか。

幸福をかみしめることで、体内にはエネルギーがみなぎり、血管も若々しくなります。

できることを、できるときにやってみよう

健康診断の結果、血糖値やコレステロール値が高くても、「別に症状があらわれているわけじゃないから大丈夫」と自己流に解釈し、放置している人は意外に多いのではないでしょうか。

血管は〝沈黙の臓器〟です。血糖値やコレステロール値が高くても、メッセージを発してくれません。かゆかったり痛かったりという自覚症状があれば、放ってはおかないのでしょうが、いかんせん前触れとなる症状が出ない。そして、突然、事故を起こし、場合によっては命にかかわることもあります。

「血糖値なんて、多少高いほうがいいんだ」そんな発言を聞くたびに、私は「危ないなあ」と思うのです。先日も、こんな言葉に困惑させられました。

「血圧、血糖値、それからコレステロール値、私は3つとも高いが、元気で講演もでき

るんだから、大丈夫だよね」

「高血圧」「高血糖」「高コレステロール」この3つの要因がそろったら、「血管トラブル」発症の確率は健康な人の27倍です。確かに発症するその瞬間までは何の症状もありませんが、それを〝元気〟と思い込むのはとても危険なことです。根拠のない自己診断によって、半身不随になるか、命を落とすかもしれない。一命を取りとめても、「あのとき、自分の身体のことをどうしてもっと真剣に考えなかったんだろう」と、必ず後悔します。現に、私はそういう患者さんをたくさん診てきているのです。

できることから始めましょう。

血管年齢を意識するようになってから、生活改善に張り合いが出て、楽しくなったという患者さんも多くいらっしゃいます。そういう方は病院にやってくると、決まって私にこんな問いかけをします。

「先生、私の血管年齢は何歳になりましたか？」

そこには、前回の測定より、確実に若返っているはずだという自信があります。生活習慣の改善に真剣に取り組んでいるからこそ出る言葉です。よい結果が出ると、私のほうも嬉しくなります。まるでゲームでも楽しむかのように、こんなふうに血管年齢の若返りにこだわるのも、よい方法だということを、私は患者さんから学びました。

本書では、食事や体操のほか、メンタルな面でのアドバイスもしていますが、それを全部実行してほしいといっているわけではありません。**このうちのどれか1つでもかまいません。「これならできる」と思ったものを選択して続けるだけでも、血管年齢はぐっと若返ります。**

「野菜優先・野菜中心で食べる」ということだけを実践して減量し、その結果、血圧の数値が正常になったという例もあれば、「梅干、漬物、塩鮭は口にしない」という自ら決めた減塩3原則で血圧の数値を改善した人もいます。

タバコは「百害あって一利なし」で、1本吸えば30分も血管の収縮が続くということはすでに説明しました。

タバコが身体に悪いということは、今や定説となりましたから、喫煙歴の長い人には「今さらやめても遅いのでは……」といった諦めムードが漂います。けれども、よいことをするのに遅すぎることはなく、現に1日に何箱もタバコを吸う人であっても、5年間禁煙すれば、心筋梗塞を起こす確率は50パーセントもダウンして、タバコを吸わない人とほとんど同じになるという研究報告もあります。

大切なのは、とにかく始めてみることです。つねに前向きな姿勢が、大切なのだと思います。

たとえば、身体を動かしている人がいたら、空から見ている神様が「ああ、この人はもっと生きたいのだな」と思うかもしれません。また、じっとしている人がいたら、神様は「もう動きたくないのだな。死んでもいいのかな」と判断してしまうかもしれません。私は時々患者さんにこんなアドバイスをします。

「1日のうちのほんの短い時間でいいのです。身体を動かしてみましょう。そうすれば神様にその思いが届きます。そして神様が〝この人はもっと生きたいのだな〟と思えば元気にしてくれるのではないかと思うのです」もちろん体の不自由な方は動かせるところを動かせばいいんです。

逆の言い方をするなら、体調が優れないにもかかわらず、改善の努力を怠ったら、神様に「人生を諦めた」と判断されてしまうかもしれません。

神様に見捨てられたら大変です。

たとえ「コレをやろう」と決めても、実際にやってみると面倒になって続かない場合は誰にもあることです。このとき、続けられない自分を責めたり反省したりすることのないようにしてください。

血管のことを考えるなら、完璧主義を捨てて、「これは合わなかったら、今度はこれをやってみよう」というような感じが理想なのです。大丈夫。続けられるものは必ずあります。

そういう方法にめぐりあったら、ちょっと意識するだけで、1年、5年、10年と続き、天寿をまっとうできることでしょう。

あとがきにかえて　――血管が開けば、未来が拓く

　ある著書の前書きに、私はこんな内容のことを書きました。

「少し離れたところを歩く子供がいて、子供の前方には穴があったとします。Aという人は、子供に向かって〝おーい、穴があるぞ！〟と知らせましたが、子供は気づかずに、穴に落ちてしまいました。Bという人の場合も、〝おーい、穴があるぞ！〟と声をかけ、子供は振り向きましたが、何を言っているのかわからずに、やはり穴に落ちてしまいました。けれども、Cという人の伝え方は少し違っていました。〝そのまま進んではダメだよ、その先に穴があるんだ！〟。これを聞いた子供は立ち止まり、穴に落ちることはありませんでした」

　この本は、Cさんを目指して書いたものです。多くの人が穴に落ちることなく、若々しい健康血管を実現してほしいと願っています。ですから、診断を受け取る側も、もっと積極的に血管を守る努力をしてほしい。自分の身体は自分のものだから「まあいいや」と高をくくるのではなく、健康診断の結果などを参考にしながら、もう少し客観的に、

血管のために何をすべきかを考えてほしいと思います。そうすれば、かなりの確率で深刻な病気を予防することができるはずです。
この本に紹介したさまざまな健康法に、希望をもって実践してみてください。少しくらい血管年齢が高くても、続けることで必ず若い血管に生まれ変わるはずです。そして年に1回は必ず健診を受けて効果を確認してください。
最後に、こんな言葉が浮かんだので記しておこうと思います。

未来を拓くことは、血管を開くこと。
血管を開いて血液の流れがよくなれば、未来も見えてくる。

どうでしょう、10万キロメートルにもわたって身体を巡り、命を司る血管にふさわしい言葉だとは思いませんか？ 本書が、そんな前向きなあなたのお役に立てれば幸いです。

２０１７年11月

高沢謙二

編集協力　上村久留美
本文イラスト　内田尚子
ＤＴＰ・本文デザイン　ハッシィ

本書は２０１０年４月に小社より刊行した『病気にならない　血管ツルツル生活』に最新情報を加えて再編集したものです。

人生の活動源として

いま要求される新しい気運は、最も現実的な生々しい時代に吐息する大衆の活力と活動源である。

文明はすべてを合理化し、自主的精神はますます衰退に瀕し、自由は奪われようとしている今日、プレイブックスに課せられた役割と必要は広く新鮮な願いとなろう。

いわゆる知識人にもとめる書物は数多く窺うまでもない。

本刊行は、在来の観念類型を打破し、謂わば現代生活の機能に即する潤滑油として、逞しい生命を吹込もうとするものである。

われわれの現状は、埃りと騒音に紛れ、雑踏に苛まれ、あくせく追われる仕事に、日々の不安は健全な精神生活を妨げる圧迫感となり、まさに現実はストレス症状を呈している。

プレイブックスは、それらすべてのうっ積を吹きとばし、自由闊達な活動力を培養し、勇気と自信を生みだす最も楽しいシリーズたらんことを、われわれは鋭意貫かんとするものである。

―創始者のことば― 小澤和一

著者紹介

高沢謙二〈たかざわ けんじ〉

1952年、埼玉県生まれ。医学博士。東京医科大学卒業後、同大学循環器内科入局。東京医科大学循環器内科教授、東京医科大学八王子医療センター病院長、東京医科大学病院健診予防医学センター長を歴任。現在、東京医科大学名誉教授・健診予防医学センター特任教授。著書に『血圧革命』(講談社)、『知らないと怖い血管の話』(PHP研究所)などがある。

玉目弥生〈たまめ やよい〉

1983年埼玉県生まれ。管理栄養士。女子栄養大学実践栄養学科卒業後、保育園で給食管理業務に携わる。保育園退職後、女子栄養大学臨床生理学研究室にて食品の抗酸化能、生体の酸化ストレス、抗酸化能等の研究の補助を行う。現在は、診療所での栄養指導を行っている。

1日《にち》1分《ぶん》! 血圧《けつあつ》が下《さ》がる
血管《けっかん》ストレッチ

青春新書 PLAYBOOKS

2017年12月10日　第1刷
2018年7月1日　第2刷

著者　高《たか》沢《ざわ》謙《けん》二《じ》
　　　玉《たま》目《め》弥《やよ》生《い》
発行者　小澤源太郎

責任編集　株式会社プライム涌光

電話　編集部　03(3203)2850

発行所　東京都新宿区若松町12番1号 〒162-0056　株式会社青春出版社

電話　営業部　03(3207)1916　振替番号　00190-7-98602

印刷・図書印刷　製本・フォーネット社

ISBN978-4-413-21102-4